Akutsygepleje

den komplette guide

Freja Madsen

Indholdsfortegnelse

Kapitel 1: Introduktion til nødsituationer   11

- Akutmodtagelsens historie   12
- Akutmodtagelsernes rolle og betydning i sundhedssystemet   13
- En akutsygeplejerskes hverdag: Udfordringer og belønninger   15

Kapitel 2: Det akutte miljø   19

- Sorteringsrummet: Den første fase   20
- Behandlingsrummet   23

Kapitel 3: Vigtige kliniske færdigheder   29

- Hurtig vurdering af patienten   30
- Interventionsteknikker   33

Kapitel 4: Almindelige patologier og behandling   41

- Traume   42
- Akutte medicinske tilstande   46

Kapitel 5: Kommunikation i nødsituationer   53

- Samarbejde med det medicinske team   54

- Kommunikation med patienter og familier   57

Kapitel 6: Håndtering af stress og undgåelse af udbrændthed   63

- Forståelse af kilderne til stress i akutafdelingen   64
- Afslapnings- og dekompressionsteknikker   66
- Supervision og støtte mellem kolleger   68

Kapitel 7: Etik og professionel adfærd   71

- Principperne for medicinsk etik   72
- Almindelige dilemmaer på skadestuen   74

Kapitel 8: Teknologi i nødsituationer   79

- Avancerede diagnoseværktøjer   80
- Telemedicin og nødtjenester   84
- Informationssystemer og patientadministration   86

Kapitel 9: Interkulturelle spørgsmål og mangfoldighed   89

- Forståelse og respekt for kulturel mangfoldighed   90
- Interkulturel kommunikation: udfordringer og teknikker   92
- De særlige forhold ved pleje af sårbare befolkningsgrupper   94

Kapitel 10: Katastrofehåndtering og nødsituationer   97

- Grundlæggende principper for katastrofemedicin   98

- Nødsituationer i krisesituationer: Angreb, naturkatastrofer...   99

- Specifik forberedelse og træning til disse situationer   100

Kapitel 11: Klinisk forskning på akutafdelinger   103

- Betydningen af forskning i akutmiljøet   104

- Deltagelse i et klinisk forsøg: roller og ansvarsområder   105

- Nye fremskridt takket være forskning i nødsituationer   107

Kapitel 12: Forebyggelse og uddannelse   111

- Sygeplejerskens rolle i forebyggelse   112

- Oplysning af offentligheden om almindelige farer   113

- Samarbejde med lokalsamfund om forebyggelsesinitiativer   116

Kapitel 13: Fysisk velbefindende og ergonomi på arbejdspladsen   119

- De fysiske risici ved at arbejde på en akutafdeling   120

- Ergonomiske råd til sygeplejen   121

- Opretholdelse af et godt fysisk helbred på lang sigt   123

Kapitel 14: Juridiske aspekter og ansvar   127

- Forståelse af juridisk ansvar som sygeplejerske   128
- Medicinsk dokumentation: vigtighed og god praksis   130
- Håndtering af klager og tvister   132

Kapitel 15: Løbende uddannelse og karriereudvikling   135

- Uddannelse gennem hele din karriere   136
- Karriereudsigter   140

Kapitel 16: Historier og anekdoter fra felten   145

- Uforglemmelige dage: Fortællinger om ekstreme situationer   146
- Små sejre: Øjeblikke af glæde og anerkendelse   147

Kapitel 17: Konklusion: Sygeplejersken, grundpillen i akutafdelingen   151

- De vigtigste egenskaber hos en akutsygeplejerske   152
- Vi ser ind i fremtiden: Morgendagens nødsituationer   154

« *Akutmodtagelsen er ikke bare en afdeling, det er stedet, hvor medicinsk mod møder menneskelighed i sin reneste form og forvandler kaos til håb.* »

Kapitel 1

INTRODUKTION TIL NØDSITUATIONER

Akutmodtagelsens historie

Lad os tage et skridt tilbage i tiden, til en tid, hvor begrebet akutmedicin endnu ikke var etableret. Akutmedicinens historie er, ligesom medicinens, rig, kompleks og fyldt med udviklinger, der har formet vores nuværende forståelse af hurtig og effektiv medicinsk behandling.

I de tidlige dage var der ingen akutafdeling, som vi kender den i dag. Før den moderne medicin kom til, blev det meste lægehjælp ydet i hjemmet. Læger rejste fra hus til hus og behandlede deres patienter ved sengen, ofte uden specialiseret udstyr eller avanceret viden. Hvis en situation krævede øjeblikkelig indgriben, blev den håndteret på stedet, ofte med begrænsede ressourcer.

Men med den industrielle revolution og den stigende urbanisering i det 19. og 20. århundrede begyndte hospitalerne at spille en central rolle i plejen. Maskinrelaterede skader, ulykker og pludselige lidelser krævede et dedikeret sted, hvor patienterne kunne blive behandlet hurtigt. Og sådan blev de første nødtjenester født. I begyndelsen var disse tjenester rudimentære, men de udførte en vital funktion og blev hospitalsmedicinens frontlinje.

Udviklingen inden for medicinske teknikker og forskning har også haft indflydelse på akutafdelingens vækst og raffinement. Fremskridt inden for anæstesi, kirurgi og radiologi har muliggjort hurtige indgreb, som tidligere var utænkelige. På samme måde har fremkomsten af ambulancer og præhospitale tjenester revolutioneret patientplejen og muliggjort øjeblikkelig pleje og sikker transport til medicinske centre.

I løbet af årtierne er akutafdelingen blevet mere og mere professionel. Sygeplejersken er blevet en central figur, der kombinerer teknisk kompetence, medfølelse og hurtig handling. Specialiseret træning for både læger og sygeplejersker er blevet normen, og der er udviklet protokoller til effektivt at håndtere en lang række situationer.

I dag er akutafdelinger over hele verden bastioner for akutmedicin, hvor hvert sekund tæller. Millioner af liv reddes hvert år takket være den hurtige, kyndige og koordinerede indgriben fra lægehold. Når vi ser tilbage, kan vi værdsætte, hvor langt vi er kommet, og anerkende de utallige anonyme helte, der har bidraget til udviklingen af denne livsvigtige tjeneste.

Historien om akutafdelingen er ikke bare historien om et medicinsk speciale, men historien om vores menneskelighed i lyset af livets skrøbelighed. Den minder os om vores fortsatte forpligtelse til at bevare liv, bekæmpe sygdomme og tilbyde håb og helbredelse til dem, der har mest brug for det.

Akutmodtagelsernes rolle og betydning i sundhedssystemet

Medicinske nødsituationer har altid eksisteret, men det er gennem medicinske og teknologiske fremskridt, at akutafdelingen er blevet et centralt omdrejningspunkt i sundhedssystemet. Den indtager en unik position og er indgangsporten for mange patienter i nød og bliver den første forsvarslinje mod sygdom, skade eller forværring af helbredet.

Fra det øjeblik en patient træder ind ad døren til akutmodtagelsen, bliver en velsmurt maskine sat i gang. Afdelingen skal reagere hurtigt på en bred vifte af sygdomme, fra mindre skader til situationer, hvor det gælder liv og død. I dette tempofyldte miljø spiller akutafdelingen en række vigtige roller:

- **Triage og indledende vurdering:** Dette er ofte det første kontaktpunkt for patienten. Sundhedspersonalet vurderer situationens alvor og afgør, hvilken behandling der skal prioriteres.
- **Stabilisering af patienter:** I kritiske situationer er det første mål at stabilisere patienten, uanset om der er tale om åndedrætsbesvær, blødning eller en anden livstruende nødsituation.
- **Diagnose og henvisning:** Takket være specialiseret udstyr og færdigheder er akutteams i stand til at stille hurtige diagnoser, så patienterne kan henvises korrekt, hvad enten det er til indlæggelse, operation eller andre specialiserede tjenester.
- **Rollen som sundhedsvæsenets vogter:** I mange regioner, især dem, hvor der ikke er adgang til almindelig primær **sundhedspleje,** bliver akutafdelingen som standard den vigtigste leverandør af pleje til en mangfoldig befolkning. Den reagerer ikke kun på medicinske nødsituationer, men også på ikke-akutte behov, som patienterne ofte ikke ved, hvor de skal henvende sig med.
- **Uddannelse og forskning:** Akutafdelinger er også uddannelsescentre for læger, sygeplejersker og andet sundhedspersonale. Da de er på forkant med de medicinske udfordringer, spiller de desuden en vigtig rolle i den kliniske forskning, hvor de konstant leder efter måder at forbedre akutbehandlingen på.

Akutafdelingen er derfor meget mere end blot et sted for medicinsk behandling. Den er en afspejling af samfundet i al dets mangfoldighed og kompleksitet. Den er et udtryk for nødvendighed, håb og modstandsdygtighed, og den spiller en uundværlig rolle i sundhedsvæsenets kontinuitet.

Desuden rækker dens betydning ud over dens vægge. Akutafdelinger har indflydelse på sundhedspolitik, hospitalsbudgetter og planlægning af pleje i stor skala. Enhver beslutning, der træffes, enhver innovation, der vedtages på denne afdeling, har konsekvenser for resten af sundhedssystemet.

Akutafdelinger er en konstant påmindelse om, at når man står over for livets usikkerhed og skrøbelighed, kan en hurtig, kompetent og omsorgsfuld reaktion fra et dedikeret team betyde forskellen mellem liv og død. Det er det, der gør akutafdelinger til en så vigtig og respekteret søjle i det moderne sundhedssystem.

En akutsygeplejerskes hverdag: Udfordringer og belønninger

Når en ambulancesirene lyder, eller en dør pludselig åbnes for at lukke en båre ind, er akutsygeplejersken allerede i aktion og klar til at møde det uventede. Denne spændende daglige rutine er en blanding af adrenalin, dygtighed, empati og modstandsdygtighed.

Udfordringer
- **Mangfoldighed af tilfælde:** I modsætning til andre specialer skal akutsygeplejersker være forberedt på at håndtere et imponerende udvalg af patologier - fra brud til hjerteanfald, uventede fødsler til alvorlige infektioner. Denne mangfoldighed kræver konstant tilpasningsevne og regelmæssig opdatering af færdigheder.
- **Stabilt tempo:** Dage kan være uforudsigelige. Der kan være øjeblikke med ro efterfulgt af timer med intenst kaos, hvor hvert sekund tæller.
- **Følelsesmæssig håndtering:** I lyset af smerte, nød eller endda død skal sygeplejersker udvise stor

følelsesmæssig styrke. De er ofte det første kontaktpunkt for patienter og deres familier og tilbyder trøst og beroligelse selv i de mørkeste øjeblikke.

- **Tværfagligt samarbejde:** Akutafdelinger er steder, hvor koordinering med andre sundhedsprofessionelle - læger, radiologer, kirurger osv. - er afgørende. Dette samarbejde skal være flydende, selv i tider med stress.
- **Fysiske krav: At** stå op i mange timer, bevæge sig hurtigt og håndtere patienter kræver god fysisk form. Udsættelse for smitsomme sygdomme kan også være en risiko.

Priser

- **Umiddelbar effekt:** Akutsygeplejersker ser ofte de direkte resultater af deres indgriben, hvad enten det er stabiliseret vejrtrækning, lindret smerte eller et reddet liv.
- **Konstant læring: De** mange forskellige cases giver en uovertruffen mulighed for at lære, hvilket gør hver dag til en chance for at tilegne sig nye færdigheder eller ny viden.
- **Et dybt bånd til patienterne:** Selvom kontakten kan være kortvarig, skaber intensiteten i situationerne ofte dybe og meningsfulde bånd til patienterne og deres familier.
- **Holdånd: At** arbejde i et så dynamisk miljø skaber stærke bånd til kollegerne. Kammeratskab og gensidig støtte er ofte nøglen til at overvinde de hårdeste udfordringer.
- **Arbejdsglæde: På** trods af udfordringerne taler mange sygeplejersker om den dybe følelse af tilfredsstillelse, de får ved at vide, at de gør en reel forskel i folks liv hver dag.

Rollen som akutsygeplejerske er langt fra let, men den er en af de mest givende inden for det medicinske område.

Ved dygtigt at balancere udfordringer og belønninger legemliggør dette sundhedspersonale selve ånden af dedikation, kompetence og menneskelighed, hvilket gør dem til uvurderlige søjler i den medicinske verden.

Kapitel 2

MILJØET I NØDSITUATIONER

Sorteringsrummet: Den første fase

• **Kriterier for alvorlighed**
I travlheden på akutafdelingerne er triage, eller det at prioritere patienterne efter, hvor alvorlig deres tilstand er, et afgørende skridt. Det sikrer, at de patienter, der udgør den største risiko, bliver behandlet først. For at gøre dette bruger triagesygeplejersker præcist definerede kriterier for alvorlighed. Disse kriterier varierer afhængigt af symptomerne, men flere af dem er universelt anerkendte som indikatorer for en potentielt farlig situation.

- **Unormale vitale tegn:** Værdier uden for normen for blodtryk, hjertefrekvens, åndedrætsfrekvens, temperatur eller iltmætning kan indikere en alvorlig tilstand.
- **Åndedrætsbesvær:** Overfladisk, hvæsende, hurtig eller besværet vejrtrækning er altid en grund til bekymring. Manglende evne til at tale i hele sætninger kan også være en indikator.
- **Brystsmerter:** Brystsmerter, især hvis de ledsages af andre symptomer som svedtendens, kvalme eller åndenød, kan være tegn på et hjerteanfald eller et andet alvorligt hjerteproblem.
- **Ændret mental tilstand:** Pludselig forvirring, desorientering, svimmelhed, besvimelse eller ændringer i bevidsthedsniveauet er bekymrende tegn.
- **Neurologiske tegn:** Symptomer som pludselig svaghed i den ene side af kroppen, utydelig tale, sløret syn eller svær hovedpine kan være tegn på et slagtilfælde eller en anden alvorlig neurologisk tilstand.
- **Kraftig blødning:** Uanset om det er indre eller ydre blødninger, kan ukontrollerede blødninger hurtigt blive livstruende.

- **Stærke mavesmerter:** Intense eller vedvarende smerter kan være tegn på tilstande som blindtarmsbetændelse, tarmobstruktion eller organruptur.
- **Alvorlige allergiske reaktioner: Hurtigt indsættende** symptomer som kløe, hævelse, åndedrætsbesvær eller chok efter udsættelse for et allergen er en medicinsk nødsituation.
- **Tegn på alvorlig infektion:** Høj feber i forbindelse med kulderystelser, takykardi, hypotension eller sløvhed kan indikere sepsis eller en anden alvorlig infektion.
- **Traumer:** Skader som følge af ulykker, fald eller vold kan, afhængigt af deres placering og alvor, kræve øjeblikkelig behandling.

Disse kriterier er kun toppen af isbjerget. I virkeligheden er evnen til at vurdere sværhedsgraden også baseret på klinisk erfaring, professionel intuition og løbende træning. En erfaren akutsygeplejerskes vurderingsevner er en blanding af videnskab og kunst, og de spiller en uvurderlig rolle i at redde liv.

• Kommunikation med ventende patienter

Akutafdelinger kan med deres hektiske tempo og travle atmosfære være en kilde til angst for mange patienter. Ventetiden er ofte den værste tid for dem, fyldt med usikkerhed, ubehag og stress. I denne sammenhæng bliver kommunikation et uvurderligt redskab til at berolige, informere og håndtere forventninger. Her er, hvordan det fungerer for en akutsygeplejerske.

- **Etablering af tillid fra starten:** Under den første interaktion skal sygeplejersken etablere et klima af tillid. Det indebærer aktiv lytning, øjenkontakt og beroligende bevægelser. At præsentere sig selv og

kort forklare sin rolle kan også være med til at opbygge tillid.
- **Forklar triageprocessen:** Mange patienter forstår ikke, hvorfor andre, der kommer efter dem, bliver tilset først. At forklare konceptet med triage baseret på sagens alvor kan hjælpe med at afklare situationen og minimere frustrationen.
- **Regelmæssige opdateringer:** Hvis en patient skal vente længe, er det vigtigt at holde dem informeret om situationen. Et simpelt "Vi har ikke glemt det, men vi er overbelastede i øjeblikket" kan afhjælpe nogle bekymringer.
- **Vær klar og ærlig:** Hvis der skal udføres tests eller procedurer, er det vigtigt at forklare, hvad de går ud på, hvorfor de er nødvendige, og hvor lang tid de vil tage.
- **Aktiv lytning til bekymringer:** Nogle patienter har specifikke behov eller bekymringer under ventetiden. Det kan dreje sig om smerter, angst eller personlige problemer som f.eks. børnepasning. Ved at lytte kan du finde løsninger eller tilbyde støtte.
- **Brug et passende sprog:** Samtidig med at man opretholder den medicinske præcision, er det vigtigt at udtrykke sig på en måde, der er enkel og forståelig for patienten. Undgå medicinsk jargon, hvor det er muligt, og sørg for, at patienten har forstået informationen.
- **Håndtering af følelser:** Nogle patienter kan blive ophidsede, ængstelige eller endda vrede. Det er vigtigt at gribe disse situationer an med empati, ro og professionalisme og samtidig sætte klare grænser.
- **Forsikring om pleje:** Selv mens de venter, har patienterne brug for at vide, at de er i gode hænder, og at deres velbefindende er en prioritet.
- **Tilskynd til feedback: At** spørge patienterne, hvordan de kan forbedre kommunikationen eller

venteprocessen, kan give værdifuld information til optimering af servicen.

Effektiv, empatisk kommunikation reducerer ikke kun patienternes angst, den fremmer også bedre samarbejde, minimerer misforståelser og opbygger tillid til sundhedspersonalet. I en verden af akutafdelinger, hvor hvert øjeblik kan være afgørende, er god kommunikation med ventende patienter et uvurderligt aktiv for at sikre, at plejen foregår problemfrit og effektivt.

Behandlingsrummet

• Grundlæggende medicinsk udstyr

Den medicinske verden på akutafdelingen er en blanding af hurtig handling, præcis diagnose og tekniske procedurer. For at udføre disse opgaver er sygeplejerskerne afhængige af en bred vifte af medicinsk udstyr. Disse redskaber, som er afgørende for patientplejen, skal være både pålidelige og hurtigt tilgængelige. Her er en oversigt over det grundlæggende medicinske udstyr, der typisk findes på en akutafdeling.

- **Monitor for vitale tegn:** Denne enhed bruges til at overvåge patientens blodtryk, hjertefrekvens, åndedrætsfrekvens, temperatur og iltmætning, enten kontinuerligt eller på ad hoc-basis.
- **Defibrillatoren:** Den er afgørende for behandling af hjertestop og sender en elektrisk impuls til hjertet i et forsøg på at genoprette en normal hjerterytme.
- **Akutvognen (eller genoplivningsvognen):** Den indeholder alt det udstyr, der er nødvendigt til hjerte-lunge-redning, såsom medicin, sprøjter, endotrakealtuber og mange andre vigtige redskaber.

- **Slimsuger:** Bruges til at fjerne sekret fra munden eller luftvejene, og den er vigtig under operationer for at rense luftvejene.
- **Pulsoximeter:** Placeres normalt på fingerspidsen og måler iltmætningen i blodet, hvilket giver en hurtig indikation af patientens lungefunktion.
- **Stetoskop: Et** symbolsk værktøj i den medicinske verden, der bruges til at lytte til kroppens indre lyde, såsom hjerteslag, vejrtrækningslyde eller tarmlyde.
- **Blodtryksmåler :** Bruges til at måle blodtryk, og dette værktøj er afgørende for at vurdere en patients hæmodynamiske tilstand.
- **Klinisk termometer:** Det findes i forskellige modeller (øre, pande og mund) og er afgørende for at opdage feber eller hypotermi.
- **Intubationssæt:** Bruges til at holde luftvejene åbne og indeholder laryngoskopblade, endotrakealtuber og manchetter.
- **Sprøjter og kanyler: De findes i** forskellige størrelser og bruges til at give medicin og vacciner eller til at tage blodprøver.
- **Infusionssæt:** Disse omfatter alt det udstyr, der er nødvendigt for at administrere intravenøse opløsninger eller medicin.
- **Infusionspumpe:** Bruges til at administrere medicin eller væske med en præcis hastighed.
- **Suturmateriale:** Bruges til at suturere sår og omfatter nåle, tråde og pincetter.
- **Forbindingsmaterialer:** Omfatter kompresser, bandager, antiseptiske midler og andre nødvendigheder for at beskytte og behandle sår.
- **Immobiliseringsudstyr:** Ligesom skinner eller halskraver bruges disse til at immobilisere lemmer eller rygsøjlen i tilfælde af en formodet fraktur eller skade.

Dette udstyr, der ofte er strategisk placeret for optimal brug, er grundlaget for akutpleje. Sygeplejersker skal have perfekt kontrol over dette udstyr, hvis de skal kunne gribe hurtigt og effektivt ind, ofte i situationer, hvor hvert sekund tæller.

- **Administration af værelser og senge**

Akutmodtagelsens dynamik afhænger i høj grad af den optimale forvaltning af de rumlige ressourcer. Især afdelinger og senge er kernen i denne dynamik, da de repræsenterer det sted, hvor patienterne modtager direkte pleje. Dårlig styring kan føre til forsinkelser, frustrationer og endda risici for patientsikkerheden. Lad os tage et kig på dette ofte undervurderede, men essentielle aspekt af akutpleje.

- **Vigtigheden af et effektivt triagesystem:** Selv før man overvejer sengeafdelinger, er det vigtigt at triagere patienterne korrekt, så snart de ankommer. Et effektivt triagesystem sikrer, at senge og afdelinger tildeles efter medicinsk prioritet, ikke efter ankomstrækkefølge.
- **Sengerotation:** Hurtig og grundig rengøring og desinfektion af sengene mellem patienterne er afgørende for at forhindre spredning af infektioner. Det kræver tæt koordinering mellem plejeteamet og rengøringsteamet.
- **Kapacitetsstyring:** I situationer, hvor der er en massiv tilstrømning af patienter, f.eks. under katastrofer eller epidemier, kan akutafdelingerne hurtigt blive overvældede. At have en plan for at øge sengekapaciteten, selv midlertidigt, kan være afgørende. Det kan omfatte brug af utraditionelle områder til pleje eller overflytning af patienter til andre afdelinger eller hospitaler.

- **Håndtering af specialsenge:** Nogle senge og afdelinger er specifikt udstyret til bestemte typer pleje, f.eks. traumer eller kardiologi. Den korrekte fordeling af disse ressourcer er afgørende for at sikre, at patienterne får den rette pleje.
- **Kommunikation mellem afdelingerne:** Akutafdelinger er ikke isolerede. Et tæt samarbejde med andre afdelinger, som f.eks. radiologi, kirurgi eller intensiv, kan gøre det lettere at flytte patienter rundt på hospitalet.
- **Håndtering af ventetid:** Selvom vi gør alt for at minimere ventetiden, må patienter nogle gange vente på en seng. I disse situationer er klar og empatisk kommunikation afgørende for at styre forventningerne og berolige patienterne.
- **Realtidsovervågningsteknologier:** Mange moderne hospitaler bruger realtidsovervågningssystemer til at visualisere ledige sengepladser, hvilket letter beslutningstagning og koordinering.
- **Protokoller for patienter med lange ventetider:** I situationer, hvor patienter skal vente længe på en seng på en specialafdeling, er der brug for klare protokoller for at sikre, at de får tilstrækkelig pleje, mens de venter.
- **Træning og uddannelse af personale:** Personalet bør modtage regelmæssig træning i best practice inden for senge- og afdelingsledelse samt i specifikke hospitalsprotokoller.
- **Feedback og løbende forbedringer:** Feedback fra sundhedspersonale, patienter og deres familier er afgørende for at identificere områder, der kan forbedres, og tilpasse behandlingsstrategier.

Effektiv styring af skadestuer og sengepladser er en logistisk ballet, der kræver exceptionel koordinering, kommunikation og forberedelse. Når det styres godt, muliggør det optimalt patientflow, effektiv brug af ressourcer og hurtig, effektiv pleje, hvilket sikrer det bedste resultat for hver patient.

Kapitel 3

VIGTIGE KLINISKE FÆRDIGHEDER

Hurtig vurdering af patienten

- ABCDE for vurdering

ABCDE-metoden er et systematisk triage- og vurderingsværktøj, der bruges af sundhedspersonale, især på akutafdelinger, til at vurdere og behandle patienter i en rækkefølge, der prioriterer umiddelbare trusler mod livet. Denne metode sikrer, at intet vitalt trin udelades i den indledende vurdering og behandling af patienten. Lad os se nærmere på hvert af disse trin:

- A - Luftveje
  - **Vurdering**: Sørg for, at luftvejene er frie, og at der ikke er nogen forhindringer for luftstrømmen.
  - **Intervention**: Hvis luftvejene er usikrede eller obstruerede (af blod, opkast, traume osv.), kan det være nødvendigt med øjeblikkelig intervention, såsom intubation eller anbringelse af patienten i en sikker stilling.
- B - Vejrtrækning
  - **Vurdering**: Observer vejrtrækningshastighed og -dybde, lyt til vejrtrækningslyde, og vurder symmetrien i brystkassens udvidelse.
  - **Intervention**: I tilfælde af åndedrætsbesvær kan patienten have brug for iltbehandling, assisteret ventilation eller andre interventioner for at stabilisere vejrtrækningen.
- C - Trafik
  - **Vurdering**: Tjek puls, blodtryk, hudfarve og temperatur. Se efter tegn på chok eller blødning.
  - **Intervention**: I tilfælde af kredsløbsproblemer kan det være nødvendigt med interventioner som væsketilførsel, hjerte-lunge-redning (HLR) eller medicinering.

- D - Neurologisk deficit (funktionsnedsættelse)
  - **Vurdering**: Vurder hurtigt den neurologiske tilstand ved hjælp af Glasgow-skalaen eller andre værktøjer til at måle bevidsthedsniveauet. Tjek pupillernes reaktivitet, motorik og følesans.
  - **Intervention**: Afhængigt af resultaterne kan **interventionen** omfatte stabilisering af rygsøjlen, administration af medicin eller anden specialiseret pleje.
- E - Eksponering/miljø
  - **Vurdering**: Undersøg hele kroppen, tag tøjet af om nødvendigt for at lede efter skjulte skader, mens du bevarer patientens værdighed og beskytter dem mod hypotermi.
  - **Intervention**: Behandl eventuelle sår, dæk patienten til for at opretholde en stabil kropstemperatur og beskytte mod andre miljømæssige belastninger.

Når ABCDE-vurderingen er gennemført, er det afgørende at revurdere patienten regelmæssigt, især hvis tilstanden ændrer sig. Denne metode fungerer som hjørnestenen i den indledende vurdering af patienter i et akutmiljø, sikrer struktureret og konsekvent behandling og reducerer risikoen for at overse livstruende situationer.

• Fortolkning af vitale tegn
Vitale tegn er objektive mål for basale kropsfunktioner og spiller en vigtig rolle i vurderingen af en persons fysiologiske tilstand. I nødsituationer kan en hurtig og korrekt fortolkning af disse tegn ofte guide den første indgriben og give afgørende fingerpeg om patientens helbredstilstand. Her er en detaljeret gennemgang af disse tegn og deres fortolkning:

- Kropstemperatur
    - *Normal*: Gennemsnit omkring 37°C, men kan variere mellem 36,1°C og 37,2°C.
    - *Fortolkning*: En høj temperatur (feber) kan indikere infektion, betændelse eller andre medicinske tilstande. En lav kropstemperatur (hypotermi) kan skyldes udsættelse for kulde, visse sygdomme eller hypothyreose.
- Puls eller hjertefrekvens
    - *Normal*: 60-100 slag pr. minut (bpm) for en voksen i hvile.
    - *Fortolkning*: En høj hjertefrekvens (takykardi) kan skyldes feber, anæmi, dehydrering eller andre tilstande. En lav puls (bradykardi) kan skyldes hypotermi, medicinering eller hjerteproblemer.
- Åndedrætsfrekvens
    - *Normal*: 12-20 vejrtrækninger pr. minut for en voksen i hvile.
    - *Fortolkning*: Hurtig vejrtrækning (takypnø) kan skyldes feber, angst, anæmi eller lungesygdom. Langsom vejrtrækning (bradypnø) kan være forårsaget af medicin, hjerneskade eller andre tilstande.
- Blodtryk
    - *Normal*: Systolisk 90-120 mmHg, diastolisk 60-80 mmHg for en voksen.
    - *Fortolkning*: Højt blodtryk (hypertension) er en risikofaktor for mange hjerte-kar-sygdomme. Lavt blodtryk (hypotension) kan indikere dehydrering, blodtab eller andre alvorlige medicinske tilstande.
- Iltmætning (SpO2)
    - *Normal*: 95-100%.
    - *Fortolkning*: En SpO2 på mindre end 95% kan indikere hypoxæmi, hvilket betyder, at iltniveauet i blodet er utilstrækkeligt. Det kan

skyldes lunge- eller hjerteproblemer eller alvorlig anæmi.
- Smerte
  - Selvom det teknisk set ikke er et "vitalt tegn" i traditionel forstand, er smertevurdering ofte inkluderet som et femte vitalt tegn.
  - *Fortolkning*: Smerteskalaen, der generelt går fra 0 (ingen smerte) til 10 (værst tænkelige smerte), hjælper klinikere med at vurdere intensiteten af en patients smerte, forstå den potentielle årsag og beslutte, hvilke indgreb der er nødvendige.

Når man fortolker vitale tegn, er det vigtigt at tage højde for patientens overordnede kontekst, herunder alder, køn, sygehistorie og andre tilstedeværende symptomer. Små variationer kan være normale for nogle personer, mens større eller pludselige afvigelser ofte kræver lægehjælp og indgriben.

Interventionsteknikker

- **Anlæggelse af venøse linjer**

Anlæggelse af et perifert venekateter, også kendt som et "intravenøst kateter" eller "perfusionskateter", er en almindelig procedure inden for det medicinske område, især på akutafdelinger. Det bruges til at administrere medicin og væsker og til at tage blodprøver. Her er en detaljeret oversigt over proceduren:

- Forberedelse
  - **Valg af udstyr**: Valg af kateter i henhold til dets tilsigtede anvendelse (administration af lægemidler, opløsninger, prøver) og størrelsen af patientens vener.

- **Forberede patienten**: Informere patienten om proceduren, berolige dem og indhente deres samtykke. Placer armen hensigtsmæssigt.
- **Hygiejne**: Vask dine hænder og brug sterile handsker.
- Valg af indføringssted
  - Almindelige steder er venerne på håndryggen, underarmen og albuefolden.
  - Valget afhænger af venernes størrelse og tilstand samt patientens komfort. Undgå steder nær led, hvis det er muligt, for at reducere kateterets mobilitet.
- Desinfektion
  - Desinficer indstiksstedet med et kompres vædet med antiseptisk middel ved at lave cirkulære bevægelser indefra og ud.
- Indføring af kateter
  - Stram huden for at stabilisere venen.
  - Stik nålen ind i venens retning i en passende vinkel (normalt mellem 10° og 30°).
  - Når der observeres venøst tilbageløb i kateterkammeret, skal du bevæge dig lidt længere frem og derefter indsætte kateteret, mens du trækker nålen tilbage.
- Montering og brug
  - Sæt kateteret godt fast på huden med tape eller særlige anordninger for at forhindre bevægelse.
  - Anbring en steril kompres over indstiksstedet. Tilslut derefter infusionssystemet eller infusionsproppen.
  - Begynd at give medicin eller væske som foreskrevet.
- Vedligeholdelse og overvågning
  - Kontrollér regelmæssigt indstiksstedet for tegn på infektion, inflammation, hæmatom eller infiltration.

- Sørg for, at infusionshastigheden er korrekt, og at patienten ikke viser tegn på ubehag eller komplikationer.
- Tilbagetrækning
    - Stop infusionen.
    - Træk forsigtigt kateteret tilbage i retning af venen, og læg et let tryk med et kompres for at forhindre blødning.
    - Iagttag og vurder indstiksstedet. Hvis alt virker normalt, fastgøres kompresset med tape.

Anlæggelse af en venekanyle kræver en dygtig teknik og en omhyggelig tilgang for at minimere risikoen for komplikationer og sikre patientens komfort.

• Intubation og ventilation

Endotrakeal intubation er en medicinsk procedure, hvor man indfører et rør i luftrøret for at muliggøre mekanisk ventilation af lungerne. Denne procedure kan være livsvigtig i situationer, hvor patienten ikke er i stand til at opretholde en tilstrækkelig luftvej eller ventilation på egen hånd. Her er en detaljeret oversigt over proceduren, og hvad der sker derefter:

- Indikationer for intubation
    - Akut respirationssvigt.
    - Beskyttelse af luftvejene (f.eks. i tilfælde af traumer eller forgiftning).
    - Kirurgiske indgreb, der kræver generel anæstesi.
    - Kardiorespiratorisk stop.
- Forberedelse
    - **Valg af udstyr**: Forbered en passende størrelse laryngoskop, endoskop og endotrakealtube.
    - **Medicinering**: Sedation og lammende midler kan være nødvendige for at lette intubationen.

- **Patientens stilling** : Snusende stilling med strakt nakke og bøjet hoved.
- Intubationsprocedure
  - Åbn patientens mund, og før forsigtigt laryngoskopet ind.
  - Frigør stemmebåndene ved forsigtigt a t løfte epiglottis med laryngoskopets blad.
  - Før endotrakealtuben gennem stemmebåndene ind i luftrøret.
  - Fjern laryngoskopet, mens du holder slangen på plads.
- Bekræftelse af rørets position
  - Læg mærke til den symmetriske elevation af begge hemithoraxer under ventilation.
  - Lyt til vejrtrækningslydene på begge sider af brystet.
  - Brug en kapnograf til at registrere udåndet CO_2 og bekræfte, at slangen er på plads.
  - Der kan også tages et røntgenbillede af brystet for at bekræfte positionen.
- Fastgørelse af rør og ventilation
  - Sæt slangen godt fast i patientens mund for at forhindre utilsigtet forskydning.
  - Tilslut tuben til en mekanisk ventilator eller en selvoppustelig pose til ventilation.
- Overvågning efter intubation
  - Overvåg regelmæssigt patientens vitale tegn, iltmætning og slangens position.
  - Vurder patientens komfort og sedation, og juster medicinen, hvis det er nødvendigt.
- Extubation
  - Når de underliggende årsager til intubationen er blevet løst, kan patienten ekstuberes.
  - Sørg for, at patienten er tilstrækkeligt vågen, reagerer på kommandoer, har en god hosterefleks og er respiratorisk stabil.

- Fjern slangen hurtigt, mens du beder patienten om at hoste for at få slim eller snavs ud.

Beherskelse af intubationsteknikken kræver grundig træning og øvelse, da proceduren indebærer risici. Der skal lægges særlig vægt på forberedelse, sikker udførelse af intubation og omhyggelig overvågning af den intuberede patient.

HLR og defibrillering

Hjerte-lunge-redning (HLR) og defibrillering er livsvigtige indgreb i tilfælde af pludseligt hjertestop. Disse procedurer kan øge patientens chancer for at overleve og komme sig uden neurologiske følger betydeligt.

- Genkendelse af hjertestop
  - Manglende reaktion på stimulering.
  - Fravær af vejrtrækning eller unormal vejrtrækning (såsom gisp).
  - Ingen puls.
- Umiddelbar start af CPR
  - **Patientens stilling**: Læg patienten på ryggen på et hårdt underlag.
  - **Brystkompression**: Placer hænderne oven på hinanden midt på brystet, og giv dybe kompressioner (mindst 5 cm) med en hastighed på mindst 100-120 pr. minut.
  - **Ventilation**: Efter 30 kompressioner skal du give 2 indblæsninger og holde luftvejene åbne, enten ved hjælp af mund-til-mund-genoplivning eller en barriereanordning.
- Brug af en automatiseret ekstern defibrillator (AED)
  - Tænd for AED'en, så snart den er tilgængelig.
  - Følg enhedens stemme eller visuelle instruktioner.

- Placer elektroderne som vist (den ene under højre kraveben og den anden nederst på venstre side af brystet).
- Sørg for, at ingen rører ved patienten, mens AED'en vurderer hjerterytmen.
- Hvis det anbefales at give stød, skal du igen kontrollere, at ingen rører ved patienten, og derefter trykke på stødknappen.
- Fortsættelse af HLR
  - Genoptag HLR umiddelbart efter defibrillering.
  - Skift mellem brystkompressioner og ventilation (forhold 30:2).
  - Hvis du er alene, skal du udføre HLR i ca. 2 minutter, før du kontrollerer rytmen igen med AED'en.
  - Hvis der er flere reddere til stede, så skift rolle hvert andet minut for at undgå træthed.
- Efter genoplivning
  - Hvis patienten viser tegn på at vende tilbage til spontan cirkulation (f.eks. bevægelse, hoste, vejrtrækning), skal du stoppe HLR og vurdere vejrtrækning og puls.
  - Hvis patienten trækker vejret normalt, lægges han/hun i den laterale sikkerhedsstilling.
  - Overvåg løbende patienten, mens du venter på avanceret hjælp.
- Avanceret pleje
  - Når avanceret lægehjælp er tilgængelig, kan medicinering, intubation og andre indgreb være nødvendige.
  - Patienten kan have brug for intensiv pleje og yderligere undersøgelser for at fastslå årsagen til hjertestoppet.

Hurtig respons er afgørende i tilfælde af hjertestop. Hvert minut uden HLR og defibrillering reducerer patientens chancer for at overleve betydeligt. Regelmæssig træning og simulerede nødscenarier er afgørende for at vedligeholde færdighederne i HLR og defibrillering.

Kapitel 4

ALMINDELIGE PATOLOGIER OG OMSORG

Traume

- **Polytrauma**

Polytraumer refererer til alvorlige skader, der påvirker flere regioner eller systemer i menneskekroppen på samme tid. Disse akutte medicinske situationer kræver hurtig vurdering, prioritering og indgriben for at optimere patientens chancer for at overleve og komme sig. Her er en detaljeret oversigt over håndteringen af polytraumer:

- Indledende vurdering
    - **ABCDE**: Denne vurdering fokuserer på beskyttelse af luftveje (Airway), vejrtrækning (Breathing), kredsløb (Circulation), neurologisk deficit (Disability) og eksponering/miljø (Exposure/Environment).
    - **Stabilisering**: Øjeblikkelig stabilisering af vitale funktioner er afgørende før yderligere vurdering.
- Sekundær vurdering
    - **Komplet undersøgelse**: Denne fase består af en undersøgelse fra top til tå for at identificere eventuelle skader.
    - **Billeddiagnostik**: Røntgen, CT-scanning eller ultralyd kan være nødvendigt for en mere præcis vurdering.

- Håndtering af luftveje og vejrtrækning
    - Intubation kan være nødvendig for at beskytte luftvejene eller sikre tilstrækkelig ventilation.
    - Thoraxtraumer, såsom pneumothorax eller haemopneumothorax, kan kræve thoracostomi eller anlæggelse af en brystslange.

- Trafikstyring
  - Kontrol af ydre blødninger med kompressioner, forbindinger eller årepresse.
  - Indre blødninger kan kræve kirurgisk eller radiologisk indgreb for at blive stabiliseret.
- Neurologisk vurdering og behandling
  - Overvågning og stabilisering af neurologisk funktion, vurdering af bevidsthedsniveau.
  - Forebyggelse af sekundære læsioner som følge af cerebralt ødem eller hypoxi.
- Håndtering af frakturer
  - Immobilisering af brud for at forhindre yderligere skader og lindre smerter.
  - Nogle brud kan kræve operation for at blive fikseret.
- Andre specifikke interventioner
  - Behandlingen af andre skader, såsom mave- eller bækkenskader, forbrændinger eller varmetraumer, afhænger af den enkelte skades art og sværhedsgrad.
- Overvågning efter traume
  - Patienter med polytraumer kræver tæt overvågning på en intensivafdeling eller traumeafdeling.
  - Smertebehandling, overvågning af vitale tegn, forebyggelse af komplikationer og regelmæssig revurdering er afgørende.
- Renovering
  - Når patienterne er stabiliseret, har de ofte brug for fysisk og arbejdsmæssig genoptræning eller andre terapier for at komme sig helt eller tilpasse sig nye begrænsninger.
- Psykosocial støtte
- Det er afgørende at tage højde for de psykologiske konsekvenser af et polytraume. Patienter kan have brug for psykologisk pleje eller støtte til at håndtere de følelsesmæssige eftervirkninger.

Behandlingen af polytraumer kræver en multidisciplinær tilgang, der kombinerer klinisk ekspertise, lydhørhed og koordinering mellem forskellige specialister for at sikre den bedst mulige behandling.

- **Kraniocerebralt traume**

Kraniocerebralt traume (CCT) er en skade på hjernen som følge af et ydre traume, hvad enten det er et direkte slag mod hovedet eller en forskydningskraft efter et hurtigt stød. De spænder fra mild hjernerystelse til alvorlige hjerneskader og kan have livslange konsekvenser. Forståelse af alvorlighedsgrad, vurdering og håndtering er afgørende for enhver sundhedsperson, især i et akutmiljø.

- Ætiologi og mekanisme
    - **Almindelige årsager**: Trafikulykker, fald, voldshandlinger, sportsulykker.
    - **Mekanismer**: Direkte kontusion, slag og modslag, forskydningsskader (aksonal diffusion).
- Klassificering
    - **Mild**: Også kendt som hjernerystelse. Ofte intet bevidsthedstab eller et kortvarigt bevidsthedstab.
    - **Moderat**: Bevidstløshed i et par minutter til et par timer, forvirring mulig i flere dage eller uger.
    - **Alvorlig**: længerevarende bevidsthedstab eller hukommelsestab, høj risiko for komplikationer.
- Symptomer og kliniske tegn
    - Hovedpine, svimmelhed, kvalme.
    - Nedsat syn, følsomhed over for lys eller støj.
    - Vanskeligheder med koncentration eller hukommelse.
    - Ændringer i humør eller adfærd.

- Vurdering og diagnosticering
  - **Indledende vurdering ABCDE**: Som med alle traumepatienter er den indledende stabilisering afgørende.
  - **Glasgow Coma Scale (GCS)**: Et standardværktøj til vurdering af bevidsthedsniveauet.
  - **Billeddannelse**: Hjernescanning for at identificere blødninger, brud eller andre læsioner.
- Indledende behandling
  - Stabilisering af luftveje, vejrtrækning og kredsløb.
  - Cervikal immobilisering i tilfælde af mistanke om skade på halshvirvelsøjlen.
  - Reduktion af cerebralt ødem med stoffer som mannitoler.
  - Streng neurologisk overvågning.
- Mulige komplikationer
  - **Intrakranielle hæmatomer**: epidurale, subdurale, intraparenkymale.
  - Cerebralt ødem.
  - Infektioner, hvis kraniet er åbent eller brækket.
  - Anfald.
- Rehabilitering og overvågning
  - Løbende neurologisk vurdering.
  - Fysioterapi, taleterapi og ergoterapi.
  - Rådgivning eller terapi for følelsesmæssige eller adfærdsmæssige forstyrrelser.
  - Patient- og familieuddannelse om tegn på komplikationer eller forværring.
- Forebyggelse
  - Brug hjelm, når du deltager i sportsgrene eller aktiviteter med høj risiko.
  - Foranstaltninger til trafiksikkerhed.
  - Forebyggelse af fald, især blandt ældre.

Behandlingen af TBI kræver indgående klinisk årvågenhed og ekspertise. Mens mange kommer sig helt efter en mild hjernerystelse, kan alvorlig TBI have langvarige følger og kræve tværfaglig behandling for at optimere helbredelsen.

Akutte medicinske tilstande

• Myokardieinfarkt

Et myokardieinfarkt, almindeligvis kendt som et hjerteanfald, skyldes en afbrydelse i blodforsyningen til en del af hjertemusklen, hvilket fører til iskæmi og vævsnekrose. Denne akutte medicinske tilstand er en væsentlig årsag til sygelighed og dødelighed på verdensplan. Hurtig behandling og præcis diagnose er afgørende for at optimere patienternes udfald.

- Ætiologi og patofysiologi
    - **Almindelige årsager**: Okklusion af en koronararterie med en blodprop, ofte efter brud på en aterosklerotisk plak.
    - **Iskæmi og nekrose**: Tab af iltforsyning, der forårsager celleskader og derefter død af myokardieceller.
- Klinisk præsentation
    - Brystsmerter, ofte beskrevet som tryk eller knusning.
    - Smerten stråler ud i venstre arm, kæbe, ryg eller skulder.
    - Åndenød, svedtendens, kvalme, svimmelhed.
- Diagnose
    - **Elektrokardiogram (EKG)**: Afslører abnormiteter, der er specifikke for iskæmi eller infarkt.
    - **Blodprøver**: Stigning i hjerteenzymer såsom troponin.

- **Andre undersøgelser**: Ekkokardiografi, koronarangiografi.
- Indledende pleje
  - **Medicinsk behandling**: Aspirin, nitrater, betablokkere, antikoagulantia.
  - **Reperfusion**: Trombolyse eller primær angioplastik for at genoprette blodgennemstrømningen.
- Langsigtet ledelse
  - Medicin : Statiner, ACE-hæmmere, trombocythæmmere.
  - Livsstilsændringer: afbalanceret k o s t , rygestop, fysisk træning.
  - Hjerterehabilitering: Superviseret program til forbedring af kardiorespiratorisk kapacitet og reduktion af risikofaktorer.
- Komplikationer
  - Hjertesvigt: Hjertets manglende evne til at pumpe effektivt.
  - Arytmier: Unormal hjerterytme, som kan være dødelig.
  - Hjertesprængning: Sprængning af hjertemusklen eller -væggen.
- Forebyggelse
  - Kontrol af risikofaktorer: hypertension, hyperkolesterolæmi, diabetes.
  - Folkeoplysning: Genkend symptomer og grib hurtigt ind.
- Følelsesmæssig og psykosocial støtte
  - Støtte til at håndtere angst, depression eller posttraumatisk stress, som kan opstå efter et hjerteanfald.
  - Rådgivning til patienter og familier om at vende tilbage til et normalt liv, herunder at genoptage fysisk aktivitet og intime relationer.

Myokardieinfarkt er en medicinsk nødsituation, der kræver hurtig og effektiv indgriben. Forebyggelse, tidlig opdagelse og omfattende behandling er afgørende for at forbedre patienternes livskvalitet og reducere risikoen for fremtidige komplikationer.

• **AVC**

Slagtilfælde, også kendt som cerebrovaskulær ulykke, opstår, når blodtilførslen til en del af hjernen afbrydes, hvilket forårsager iskæmi i nervecellerne, som kan føre til hurtigt tab af hjernefunktion. Slagtilfælde er en medicinsk nødsituation, og hurtig behandling kan reducere hjerneskade og komplikationer betydeligt.

- Ætiologi og patofysiologi
    - **Iskæmisk slagtilfælde**: Forårsaget af okklusion af en cerebral arterie. Dette er den mest almindelige type.
    - **Hæmoragisk slagtilfælde**: skyldes brud på et blodkar i hjernen.
    - **Risikofaktorer**: Hypertension, rygning, åreforkalkning, atrieflimren.
- Klinisk præsentation
    - Svaghed eller lammelse i den ene side af kroppen.
    - Vanskeligheder med at tale eller forstå.
    - Nedsat syn.
    - Tab af balance eller koordination.
    - Pludselig, intens hovedpine.
- Diagnose
    - **Indledende vurdering**: FAST (Face, Arm, Speech, Time) til hurtig vurdering.
    - **Billeddiagnostik**: Computertomografi (CT) eller MR-scanning af hjernen.
    - **Andre undersøgelser**: EKG, ultralyd af halspulsåren.

- Indledende behandling
  - **Ved iskæmisk slagtilfælde:** trombolyse, antikoagulantia.
  - **Ved hæmoragisk slagtilfælde:** kontrol af blodtrykket, eventuelt operation for at lette det intrakranielle tryk.
- Rehabilitering og restitution
  - Fysioterapi for at forbedre mobilitet og styrke.
  - Ergoterapi for at genvinde uafhængighed i daglige aktiviteter.
  - Logopædisk behandling af sprogforstyrrelser.
- Komplikationer
  - Muskulær atrofi.
  - Synkeproblemer.
  - Depression efter slagtilfælde.
- Sekundær forebyggelse
  - Kontrol af risikofaktorer: antihypertensiv medicin, statiner.
  - Kirurgi: f.eks. carotisendarterektomi for visse stenoser.
  - Patientuddannelse: kost, motion, rygestop.
- Psykologisk støtte
  - At hjælpe patienter og deres familier med at tilpasse sig forandringer i livet.
  - Støttegrupper for patienter og pårørende.
- Tilbage til hverdagen
  - Rådgivning om genoptagelse af bilkørsel, arbejde og sociale aktiviteter.
  - Øge bevidstheden om vigtigheden af løbende medicinsk overvågning.

Slagtilfælde er en tilstand, der kan have stor indflydelse på patienternes og deres familiers liv. Tidlig behandling, omfattende rehabilitering og løbende støtte kan hjælpe med at maksimere restitutionen og forbedre livskvaliteten efter et slagtilfælde. Forebyggelse er nøglen, og det er vigtigt at øge offentlighedens bevidsthed om advarselstegnene og vigtigheden af at søge hjælp hurtigt, hvis der opstår symptomer.

• **Astmaanfald**
Astma er en kronisk sygdom i luftvejene, der er karakteriseret ved betændelse og forsnævring af bronkierne, hvilket fører til tilbagevendende episoder med åndenød, hvæsende vejrtrækning, hoste og trykken for brystet. Disse symptomer kan variere i intensitet og kan i alvorlige tilfælde føre til et potentielt dødeligt astmaanfald.

- Ætiologi og patofysiologi
    - **Almindelige udløsere** : Allergener, luftvejsinfektioner, motion, kold luft, stress.
    - **Inflammatorisk reaktion**: frigivelse af kemiske mediatorer, der forårsager ødem, slimproduktion og bronkial forsnævring.
- Klinisk præsentation
    - Åndenød.
    - Hvæsende vejrtrækning ved udånding.
    - Hoste, ofte natlig.
    - Følelse af trykken i brystet.
- Diagnose
    - **Sygehistorie**: hyppighed, varighed, udløsende faktorer.
    - Funktionel respiratorisk undersøgelse (FRI): Måling af mængden af ind- og udåndet luft.
    - **Reversibilitetstest**: Måling af forbedring med en bronkodilatator.
- Indledende krisehåndtering
    - Hurtigtvirkende bronkodilatatorer: f.eks. salbutamol.
    - **Ilt**: Hvis iltmætningen er lav.
    - **Systemiske kortikosteroider**: For at reducere inflammation i alvorlige tilfælde.

- **Monitorering**: Regelmæssig vurdering af vitale tegn, vejrtrækningsarbejde og iltmætning.
- Langvarig behandling
  - Langtidsvirkende bronkodilatatorer: f.eks. formoterol.
  - **Inhalerede antiinflammatoriske midler**: f.eks. kortikosteroider.
  - **Undgå udløsende faktorer**: Kontroller allergener, stop med at ryge.
- Komplikationer
  - Astmatisk status: Alvorligt astmaanfald, der ikke reagerer på den indledende behandling.
  - Respirationssvigt.
- Forebyggelse
  - Astmahandlingsplan: Etablering af en skriftlig plan for at genkende og behandle en tidlig eksacerbation.
  - Vaccinationer: Som influenzavaccinen.
  - Undervisning: indåndingsteknikker, genkendelse af symptomer.
- Psykosocial støtte
  - Håndtering af angst og stress i forbindelse med astma.
  - Støttegrupper for patienter og deres familier.
- Vigtigheden af selvovervågning
  - Brug en peak flow-måler til at overvåge lungefunktionen derhjemme.
  - Symptomdagbog til at identificere og undgå udløsende faktorer.

Et astmaanfald er en medicinsk nødsituation, der kræver hurtig indgriben. Forståelse og håndtering af sygdommen er afgørende for at forebygge forværringer, forbedre livskvaliteten og reducere risikoen for komplikationer. Patientuddannelse og et stærkt partnerskab mellem patient og sundhedspersonale er nøglen til en vellykket behandling.

Kapitel 5

KOMMUNIKATION I EN NØDSITUATION

At arbejde sammen med det medicinske team

Samarbejde med læger

I et miljø, der er så komplekst og dynamisk som akutafdelingen, er det vigtigt med et tæt samarbejde mellem sygeplejersker og læger. Effektivt teamwork kan forbedre patientplejen, sikkerheden og kvaliteten af plejen betydeligt, samtidig med at det bidrager til et harmonisk arbejdsmiljø.

- Forståelse af de respektive roller
    - **Sygeplejersker**: klinisk overvågning, medicinadministration, patientuddannelse, koordinering af pleje.
    - **Læger**: Diagnose, terapeutiske beslutninger, invasive procedurer.
- Effektiv kommunikation
    - **SBAR (Situation, Baggrund, Vurdering, Anbefaling)**: Et struktureret værktøj til at lette overførslen af information.
    - **Aktiv lytning**: Forstå den andens perspektiv, stille spørgsmål og afklare tvivl.
- Kollektiv beslutning
    - **Konsultation**: Drøftelse af komplekse plejeplaner eller usikre tilfælde.
    - **Konstruktive udvekslinger**: Bidrage med ideer baseret på hinandens erfaringer og viden.
- Gensidig respekt
    - **Anerkendelse af ekspertise**: Værdsættelse af den enkelte fagpersons unikke bidrag.
    - **Konflikthåndtering**: at håndtere uoverensstemmelser åbent og søge fælles løsninger.

- Fælles efteruddannelse
    - **Kliniske sessioner**: Case-præsentationer, opdateringer om ny praksis.
    - **Simuleringer**: træning i nødsituationer, styrkelse af samarbejde.
- Support ved hændelser
    - **Debriefing**: Drøftelse af vanskelige tilfælde eller utilsigtede hændelser.
    - **Følelsesmæssig støtte**: Anerkender stress og udmattelse, tilbyder et lyttende øre.
- Fordeling af ansvarsområder
    - **Uddelegering**: At vide, hvornår og hvordan man uddelegerer bestemte opgaver eller ansvarsområder.
    - **Sygeplejerskers autonomi**: Anerkendelse og støtte af sygeplejerskers færdigheder og beslutningstagning.
- Tværfagligt
    - **Samarbejde med andre faggrupper**: farmaceuter, socialrådgivere, fysioterapeuter osv.
    - **Multidisciplinære møder**: Fremme af et holistisk syn på patienten.

At arbejde i synergi med læger er en grundlæggende søjle for optimal pleje i akutmiljøet. Det kræver gennemsigtig kommunikation, gensidig respekt og en fælles vilje til at lære af hinanden. Ved at dyrke disse relationer kan sygeplejersker og læger ikke kun forbedre den pleje, der ydes, men også berige deres egen professionelle erfaring.

- **Synergi med andre sygeplejersker**

I et miljø, der er så hektisk og uforudsigeligt som akutafdelingen, er samhørighed og samarbejde mellem sygeplejersker afgørende. Denne synergi forbedrer kvaliteten af plejen, optimerer ressourcerne og skaber en arbejdsatmosfære, hvor alle medlemmer føler sig værdsat og støttet.

- Supplerende færdigheder
    - **Anerkend individuelle styrker**: Nogle sygeplejersker kan have særlige færdigheder eller erfaringer.
    - **Lær af hinanden**: drag fordel af den viden og de tips, som mere erfarne kolleger deler.
- Åben og gennemsigtig kommunikation
    - **Regelmæssige udvekslinger**: deling af information om patienter, ændringer i protokoller eller udfordringer, man er stødt på.
    - **Konstruktiv feedback**: Tilskyndelse til en feedbackkultur med henblik på løbende forbedringer.
- Gensidig støtte
    - **Dækning i pauser**: Overvågning af kollegers patienter i deres hvileperioder.
    - **Hjælpe til i travle perioder**: spontant at komme en overbebyrdet kollega til hjælp.
- Planlægning og koordinering
    - **Fordeling af opgaver**: Fordel ansvaret i forhold til færdigheder, præferencer og antal patienter.
    - **Plejeovergange**: Sikring af en klar overdragelse ved teamskift.
- Professionel udvikling
    - **Gruppetræning**: Organisering af fælles læringssessioner.
    - **Mentorordninger**: Erfarne sygeplejersker kan vejlede og rådgive nyankomne.
- Konflikthåndtering
    - **Proaktiv løsning**: Håndtering af uenigheder på en åben og respektfuld måde.
    - **Mægling**: Brug af en tredjepart, f.eks. en teamleder, til at hjælpe med at løse konflikter.

- Fejring af succes
  - **Gensidig anerkendelse**: At komplimentere en kollega for et godt stykke arbejde.
  - **Teamevents**: Organiser øjeblikke med afslapning for at styrke sammenholdet.
- Trivsel og følelsesmæssig støtte
  - **Deling af følelser**: Diskutere vanskelige sager eller stressende begivenheder.
  - **Gensidig opmuntring**: At støtte hinanden gennem svære tider og minde hinanden om, hvor vigtigt det er at passe på sig selv.

Synergi mellem sygeplejersker forbedrer ikke kun kvaliteten af plejen, men også den faglige tilfredshed for alle involverede. I den travle hverdag på skadestuen er denne solidaritet den lim, der holder holdet sammen, effektivt og modstandsdygtigt.

Kommunikation med patienter og familier

- **Medfølelse i lyset af smerte**

Smerte, hvad enten den er fysisk, følelsesmæssig eller psykisk, er en universel og dybt menneskelig oplevelse. I akutte situationer, hvor patienter ofte ankommer i akut nød, er medfølelse en hjørnesten i sygeplejen. Den overskrider den simple medicinske handling og rører ved essensen af patientens menneskelighed.

- Forståelse af smerte
  - **Smertens kompleksitet**: Anerkendelse af, at smerte er subjektiv og kan påvirkes af fysiologiske, psykologiske og sociale faktorer.
  - **Smertetyper**: Skelne mellem akut, kronisk, neuropatisk, somatisk osv. smerte.

- Lytning og validering
  - **Opmærksomt nærvær**: At give fuld opmærksomhed til patienten, når han eller hun udtrykker smerte.
  - **Validering af følelser**: Anerkendelse og validering af patientens oplevelse uden at dømme.
- Holistisk smertevurdering
  - **Smerteskalaer**: Brug standardiserede værktøjer til at vurdere smerteintensiteten.
  - **Søge efter underliggende årsager**: Forstå udløsende eller forværrende faktorer.
- Interventioner til smertebehandling
  - **Farmakologiske interventioner**: smertestillende, antiinflammatoriske og adjuverende lægemidler.
  - **Ikke-farmakologiske interventioner**: afslapningsteknikker, distraktion, manuelle terapier.
- Empatiens rolle
  - **Sæt dig i patientens sted**: Forestil dig, **hvordan patienten har det, så du kan** tilpasse din reaktion.
  - **Undgå udbrændthed**: Bliv opmærksom på dine egne følelser, og vid, hvornår du skal bede om hjælp.
- Terapeutisk kommunikation
  - **Interviewteknikker**: stille åbne spørgsmål, omformulere, bruge berøring på en hensigtsmæssig måde.
  - **Håndtering af stærke følelser**: Tilbyd støtte, når patienten udtrykker vrede, frustration eller frygt.
- Den spirituelle og kulturelle dimension af smerte
  - **Respekt for tro**: Forståelse af, hvordan kultur eller spiritualitet kan påvirke opfattelsen af smerte.

- **Tilpasning af plejen**: at tage hensyn til patienternes præferencer og overbevisninger, når man yder pleje.
- Selvomsorg og modstandsdygtighed
  - **Genkendelse af tegn på udmattelse**: træthed, irritabilitet, afstandtagen.
  - **Bevaringsstrategier**: afslapningsteknikker, supervision, erfaringsudveksling med kolleger.

Medfølelse over for smerte er en hårfin balance mellem ønsket om at lindre og evnen til at forblive følelsesmæssigt stabil. For akutsygeplejersker er evnen til at reagere medfølende på smerte afgørende for at yde kvalitetspleje og samtidig bevare deres eget velbefindende.

• Håndtering af de pårørendes angst
Den angst, som pårørende føler, når de ledsager en patient til skadestuen, er håndgribelig og forståelig. De står over for usikkerhed, frygt og ofte hjælpeløshed, og disse følelser kan forstyrre patientens pleje og sundhedspersonalets trivsel. Det er vigtigt at håndtere denne angst, ikke kun for de pårørendes skyld, men også for at plejen kan forløbe gnidningsløst.

- Anerkendelse og validering
  - **En varm velkomst**: Et beroligende førstehåndsindtryk kan fjerne mange bekymringer.
  - **Validering af følelser**: At anerkende og acceptere sine kæres følelser uden at dømme dem.
- Gennemsigtig kommunikation
  - **Regelmæssige opdateringer**: Informer familie og venner om stadierne i plejeprocessen, også selvom intet væsentligt har ændret sig.

- **Aktiv lytning**: At give de pårørende mulighed for at udtrykke deres bekymringer og spørgsmål.
- Uddannelse og information
  - **Enkle, klare forklaringer**: Brug et tilgængeligt sprog til at forklare procedurer eller patientens tilstand.
  - **Skriftligt materiale**: Giv brochurer eller informationsfoldere om aktuelle procedurer eller de pågældende patologier.
- Dedikeret plads
  - **Komfortabelt venteværelse**: Et fredeligt miljø kan reducere angst.
  - **Hvilerum**: Sørg for områder, hvor du kan hvile dig, genoplade batterierne eller tage en pause fra støj og travlhed.
- Dedikerede fagfolk
  - **Socialrådgivere**: Til at tilbyde psykosocial støtte eller tilpassede ressourcer.
  - **Psykologer**: griber ind i særligt traumatiske situationer.
- Håndtering af konfliktsituationer
  - **Deeskaleringsteknikker**: Gå roligt og selvsikkert til anspændte situationer.
  - **Sikkerhedsprotokoller**: at vide, hvornår og hvordan man tilkalder vagter eller politi.
- Involvering i pleje
  - **Deltagelse i pleje**: Gør det muligt for pårørende at deltage, hvor det er muligt, i patientens grundlæggende pleje eller komfort.
  - **Støtte til beslutningstagning**: Inddrag familiemedlemmer i diskussioner om behandlingsvalg.
- Forberedelse til udskrivning eller overflytning
  - **Klare forklaringer**: Informer de pårørende om de næste skridt, uanset om det er en overflytning, indlæggelse eller udskrivelse.

- **Koordinering med andre afdelinger**: Sikre en smidig overgang til andre afdelinger eller institutioner.

At håndtere de pårørendes angst kræver en kombination af kommunikationsevner, empati og teknisk viden. Udfordringen for sygeplejerskerne er at finde denne balance, at sikre, at de pårørende føler sig støttet og informeret, samtidig med at kvaliteten og effektiviteten af den pleje, der ydes til patienten, bevares.

Kapitel 6

HÅNDTERING AF STRESS OG UNDGÅ UDBRÆNDTHED

Forståelse
kilder til stress på akutafdelinger

Akutafdelingen er et særligt intenst miljø, hvor der ofte skal træffes hurtige beslutninger, og hvor situationen kan ændre sig på et øjeblik. Det er vigtigt at forstå de specifikke kilder til stress i dette miljø, hvis vi skal kunne håndtere dem mere effektivt og sikre sundhedspersonalets velbefindende.

- Tilstrømning af patienter
  - **Aktivitetstoppe**: Visse perioder, såsom weekender eller helligdage, kan opleve en massiv tilstrømning af patienter.
  - **Lange ventetider**: Presset fra fyldte venteværelser og lange ventetider kan være udmattende.
- Alvorlighed af sager
  - **Kritiske situationer**: Behandling af patienter i situationer, hvor det gælder liv og død, sætter personalet i konstant alarmberedskab.
  - **Beslutninger med vidtrækkende konsekvenser**: Enhver beslutning, især når det drejer sig om kritiske patienter, kan have vidtrækkende konsekvenser.
- Kompleksiteten af sager
  - **Poli-patologiske patienter**: At håndtere flere medicinske problemer på samme tid kræver ekstra årvågenhed.
  - **Manglende anamnese**: Manglende viden om en patients sygehistorie kan vanskeliggøre diagnose og behandling.
- Følelsesmæssige faktorer
  - **Forholdet til patienter og deres familier**: De pårørendes følelser, frygt, angst eller vrede kan påvirke personalet.

- **Traumatiske situationer**: At være vidne til lidelse, død eller tragiske begivenheder har en følelsesmæssig indvirkning.
- Logistisk pres
  - **Mangel på ressourcer**: Mangel på udstyr, senge eller personale kan øge presset.
  - **Hurtig udskiftning**: Behovet for at frigøre sengepladser hurtigt for at få plads til nye patienter.
- Relationer på tværs af brancher
  - **Samarbejde med forskellige specialister**: Behovet for at koordinere med andre afdelinger eller speciallæger.
  - **Teamdynamik**: Spændinger eller uenigheder i teamet kan være kilder til stress.
- Balance mellem arbejde og privatliv
  - **Uregelmæssige arbejdstider**: Nattevagter, lange arbejdsdage eller tilkaldevagter kan forstyrre privatlivet.
  - **Mental arbejdsbyrde**: At tage arbejdet med hjem, enten fysisk eller følelsesmæssigt.
- Fysisk miljø
  - **Støj og uro**: Den konstante kommen og gåen, alarmerne og den generelle uro kan være anstrengende.
  - **Fysiske krav**: Stående i lange perioder, løft af patienter, gentagne bevægelser.

At forstå disse kilder til stress er det første skridt i udviklingen af strategier for håndtering og modstandsdygtighed. Ved at anerkende de specifikke udfordringer i akutafdelingen kan sundhedspersonalet bedre forberede sig, tilpasse sig og søge den støtte, de har brug for til at opretholde en sund og bæredygtig praksis.

Afslapningsteknikker og dekompression

Efter mange timers håndtering af nødsituationer kan sygeplejersker føle en høj grad af fysisk og mental anspændthed. At lære at slappe af og koble af er afgørende for at bevare dit velbefindende og din evne til at yde kvalitetspleje. Her er nogle effektive teknikker og metoder til at fremme afslapning og dekompression:

- Dyb vejrtrækning
    - **4-7-8-teknik**: Træk vejret ind gennem næsen i 4 sekunder, hold vejret i 7 sekunder, og pust så ud gennem munden i 8 sekunder. Denne metode er fremragende til hurtigt at berolige sindet.
    - **Mavetrækning**: Koncentrer dig om at trække vejret med maven i stedet for med brystet for at opnå maksimal afslapning.
- Meditation og mindfulness
    - **Guidet meditation**: Brug programmer eller optagelser til at følge en meditationssession.
    - **Fuld bevidsthed**: Vær til stede i nuet, observer dine fornemmelser og tanker uden at dømme.
- Fysisk træning
    - **Yoga**: Yogastillingerne og vejrtrækningen kan hjælpe med at løsne muskelspændinger og berolige sindet.
    - **Rask gang eller jogging**: Kardiovaskulær træning frigiver endorfiner, som er stærke naturlige smertestillende midler.
- Visualiseringsteknikker
    - **Guidet visualisering**: Forestil dig, at du befinder dig et fredeligt sted, f.eks. på en strand eller i en skov, for at undslippe øjeblikkets travlhed.

- **Positiv visualisering**: Fokuser på positive udfald og lykkelige scenarier for at løfte dit humør.
- Progressiv muskelafspænding
  - Lær at spænde og slippe hver muskelgruppe, begynd med tæerne og arbejd dig op til hovedet.
- Reflekterende skrivning
  - **Taknemmelighedsdagbog**: Skriv tre ting ned hver dag, som du er taknemmelig for.
  - **Dekompressionsdagbog**: Skriv dine oplevelser, følelser og tanker ned for at eksternalisere dem.
- At lytte til musik
  - Vælg beroligende melodier eller naturlyde, der hjælper dig med at slappe af. Den musik, du elsker, kan også løfte dit humør.
- Teknikker til selvmassage
  - **Tempelmassage**: Ideel til lindring af hovedpine.
  - **Hånd- og håndledsmassage**: Nyttig for sygeplejersker, der udfører gentagne manuelle opgaver.
- Regelmæssige pauser
  - Hold korte pauser, hvor du strækker kroppen, lukker øjnene eller bare trækker vejret dybt.
- Varme bade og brusebade
- Varmen får musklerne til at slappe af og giver en følelse af velvære.
- Alternative behandlingsformer
- **Akupunktur**: Kan hjælpe med at lindre stress og spændinger.
- **Aromaterapi**: Brug af æteriske olier som lavendel eller kamille kan have en beroligende effekt.

Det vigtige er at erkende, hvornår man har brug for at koble af, og at tage sig tid til det. Ved at indarbejde disse teknikker i din daglige rutine kan du forebygge udbrændthed og forbedre din livskvalitet både på arbejdet og udenfor.

Overvågning og støtte blandt kolleger

Akutafdelingen er et miljø, hvor stressende og uforudsigelige situationer er hverdagskost. I denne sammenhæng er supervision og støtte mellem kolleger afgørende for at garantere patientpleje af høj kvalitet og samtidig bevare plejepersonalets mentale og følelsesmæssige sundhed.

- Vigtigheden af supervision:
  - **Kontinuerlig læring**: Supervision gør det muligt for mindre erfarne sygeplejersker at drage fordel af deres mere erfarne kollegers viden og ekspertise.
  - **Forbedring af praksis**: Supervision giver plejepersonalet mulighed for at justere og forbedre deres teknikker og kliniske tilgange.
  - **Forebyggelse af fejl**: Et ekstra par øjne eller en second opinion kan hjælpe med at forebygge medicinske fejl.
- Værdien af gensidig støtte:
  - **Delte følelser**: At dele svære situationer med andre betyder, at du ikke behøver at bære vægten af dine følelser og dit ansvar alene.
  - **Praktiske råd**: Kolleger kan give tips eller teknikker, som er blevet afprøvet i lignende situationer.
  - **Sammenhold i teamet**: At støtte hinanden styrker sammenholdet i teamet og fremmer et bedre samarbejde.

- Tilsynsordninger:
    - **Regelmæssige møder**: Organiser dedikerede tidspunkter til at diskutere praksis, komplekse sager og opståede vanskeligheder.
    - **Observation i realtid**: Erfarne sygeplejersker kan observere og rådgive deres kolleger, når de udfører tekniske procedurer.
- Skab et miljø præget af tillid:
    - **Åben kommunikation**: Tilskynd teammedlemmerne til at dele deres bekymringer og spørgsmål uden frygt for at blive dømt.
    - **Gensidig respekt**: Værdsættelse af hvert teammedlems bidrag, uanset deres erfaringsniveau.
- Strategier for følelsesmæssig støtte:
    - **Diskussionsgrupper**: Organiser sessioner, hvor teamet kan tale om deres følelser.
    - **Aktiv lytning**: At lære at lytte til kolleger uden at afbryde dem og give dem plads til at udtrykke sig.
- Efteruddannelse:
    - **Workshops**: Organisering af workshops for at dele best practice og de seneste fremskridt inden for akutpleje.
    - **Konstruktiv feedback**: At give venlig og konstruktiv feedback, så alle kan gøre fremskridt.
- Teamets velbefindende:
    - **Afslapningsaktiviteter**: Organiser aktiviteter uden for arbejdet for at styrke sammenholdet i teamet og give alle mulighed for at slappe af.
    - **Øge bevidstheden om udbrændthed**: Være opmærksom på tegn på træthed og udbrændthed og opmuntre til dialog om emnet.

Supervision og støtte mellem kolleger er afgørende for at sikre kvaliteten af plejen og samtidig bevare plejepersonalets velbefindende. I et krævende miljø som akutpleje er det ikke bare gavnligt, det er livsvigtigt at passe på hinanden.

Kapitel 7

ETIK OG PROFESSIONEL ADFÆRD

Principperne for medicinsk etik

Medicinsk etik styrer sundhedspersonalets adfærd i deres daglige praksis. Disse principper har til formål at sikre kvalitetspleje, respekt for patienten og menneskelig værdighed. Nødsituationer, med deres uforudsigelige natur og hurtige tempo, kan teste det medicinske teams overholdelse af disse principper. Ikke desto mindre er det vigtigt at respektere dem for at bevare tilliden mellem plejepersonale og patienter.

- Princippet om autonomi:
    - **Respekt for patientens valg**: Patienter har ret til at bestemme over deres behandling efter at være blevet ordentligt informeret.
    - **Informeret samtykke**: Før ethvert indgreb eller behandling er det vigtigt at sikre, at patienten fuldt ud har forstået og accepteret konsekvenserne.
- Princippet om godgørenhed:
    - **At handle i patientens bedste interesse**: Enhver handling eller beslutning skal tages i patientens bedste interesse for at forbedre hans eller hendes tilstand eller velbefindende.
    - **Sundhedsfremme**: Ud over akut behandling bør patienterne rådgives om de bedste fremgangsmåder for deres langsigtede sundhed.
- Princippet om ikke at gøre skade:
    - **Do no harm**: Det er vigtigt at undgå at forårsage skade på patienten, selv i løbet af behandlingen.
    - **Risk-benefit-vurdering**: Før ethvert indgreb er det nødvendigt at afveje de potentielle fordele mod de tilknyttede risici.

- Princippet om retfærdighed:
  - **Retfærdig behandling**: Alle patienter har ret til det samme niveau af behandling, uanset deres sociale, økonomiske eller etniske situation.
  - **Begrænsede ressourcer**: I en nødsituation, hvor ressourcerne kan være begrænsede, er det vigtigt at fordele dem retfærdigt.
- Fortrolighed:
  - **Databeskyttelse**: Alle oplysninger om patienten skal holdes fortrolige, undtagen under meget specifikke omstændigheder.
  - **Deling af information**: Kommunikation mellem sundhedspersonale om en patient skal respektere patientens privatliv.
- Ærlighed og sandhed:
  - **Gennemsigtighed**: Patienter skal have klar og ærlig information om deres tilstand, behandlingsmuligheder, risici og prognose.
  - **At erkende fejl**: Hvis der er begået en fejl, er det sundhedspersonalets ansvar at indrømme det og informere patienten.
- Professionalisme:
  - **Løbende uddannelse**: Sundhedspersonale skal hele tiden opdatere deres viden og færdigheder.
  - **Grænser for kompetence**: Det er afgørende at erkende sine egne grænser og bede om hjælp eller omdirigere patienten, hvis det er nødvendigt.
- Respekt for det enkelte menneske:
  - **Menneskelig værdighed**: Alle patienter, uanset deres tilstand eller omstændigheder, fortjener respekt, empati og omtanke.
  - **Kulturel sensitivitet**: Det er vigtigt at tage hensyn til den enkelte patients overbevisninger, værdier og skikke.

Medicinsk praksis på akutafdelinger er kompleks, men disse etiske principper giver en solid ramme til at navigere gennem udfordringerne og sikre, at alle beslutninger træffes i patientens bedste interesse.

Almindelige dilemmaer på skadestuen

- **Livets afslutning og palliativ pleje**
På en akutafdeling konfronteres personalet ofte med liv og død, og nogle gange med behandlingen af uhelbredeligt syge eller døende patienter. Selvom akutafdelingens hovedfokus er på at stabilisere og redde liv, er det vigtigt at forstå og integrere filosofien bag palliativ pleje i behandlingen af disse patienter.

- Forståelse af livets afslutning:
    - **Definition**: Hvad er livets afslutning? At genkende de tegn og symptomer, der indikerer, at en patient er uhelbredeligt syg.
    - **Accept**: For personalet kan det være en udfordring at acceptere livets endelighed, men det er afgørende, hvis de skal kunne tilbyde passende pleje.
- Palliativ pleje:
    - **Definition og formål**: Palliativ pleje har til formål at forbedre livskvaliteten for patienter og deres familier i lyset af konsekvenserne af en livstruende sygdom.
    - **Smertekontrol**: Smertebehandling er en central del af palliativ pleje for at sikre, at patienterne har det så godt som muligt.

- Kommunikation med patienter og familier:
  - **At overbringe de dårlige nyheder**: Hvordan man håndterer en alvorlig diagnose eller et ugunstigt resultat med empati og medfølelse.
  - **Følelsesmæssig støtte**: At give plads til, at patienter og deres familier kan udtrykke deres følelser, frygt og bekymringer.
- Medicinske beslutninger ved livets afslutning:
  - **Forhåndstilkendegivelser**: forståelse af patientens ønsker om behandling og indgreb ved livets afslutning.
  - **Ikke genoplivning**: Diskutere og respektere patientens valg om ikke at gribe ind i tilfælde af hjerte- eller åndedrætsstop.
- Etiske aspekter:
  - **Respekt for patientens ønsker**: Selv i en nødsituation er det vigtigt at tage hensyn til patientens ønsker for livets afslutning.
  - **Begrænsning og stop af behandlinger**: At vide, hvornår og hvordan man begrænser eller stopper behandlinger, der ikke længere er gavnlige.
- Psykologisk støtte:
  - **Forudset sorg**: At genkende og støtte følelserne hos de nærmeste, der oplever sorg, selv før patienten dør.
  - **Post-mortem sorg**: Tilvejebringelse af ressourcer og støtte til familien efter en elsket persons død.
- Støtte til plejepersonale:
  - **Håndtering af følelsesmæssig udmattelse**: Nødsituationer kan være stressende, især når der er tale om dødsfald. Det er afgørende at finde måder at håndtere stress og sorg på.
  - **Supervision og debriefing**: At give mulighed for at diskutere vanskelige sager og de følelser, der er forbundet med dem.

- Samarbejde med det palliative team:
    - **Konsultation**: Søg ekspertise hos det palliative team for at sikre optimal pleje.
    - **Efteruddannelse**: Regelmæssig træning i principperne for palliativ pleje, og hvordan man integrerer dem i den akutte kontekst.

Pleje af patienter i livets slutfase på en akutafdeling kræver en multidimensionel, patientcentreret tilgang, der kombinerer medicinske, etiske og interpersonelle færdigheder. Ved at integrere principperne for palliativ pleje kan akutpersonalet tilbyde respektfuld, værdig og medfølende pleje til disse patienter og deres familier.

- **Håndtering af sager om vold eller misbrug**

På en akutafdeling kan sygeplejersker blive konfronteret med patienter, der har været udsat for vold eller overgreb. Det er en vanskelig situation, som kræver en særlig medicinsk, psykologisk og social tilgang. Målet er at beskytte patienten, behandle deres skader og henvise dem til de rette ressourcer.

- Genkende tegn på vold eller misbrug:
    - **Fysiske tegn**: Skader, blå mærker, knoglebrud, forbrændinger, som kan indikere fysisk mishandling.
    - **Psykologiske tegn**: Angst, depression, adfærdsændringer, søvnforstyrrelser, som kan indikere følelsesmæssigt eller psykologisk misbrug.
    - **Tegn på seksuelt misbrug**: genitalt traume, seksuelt overførte infektioner, aldersmæssigt upassende seksuel adfærd.
- Indledende tilgang:
    - **Skabe et sikkert miljø**: Sikre fortrolighed og privatliv for patienten.

- **Lyt med sympati**: At lade patienter udtrykke sig uden pres, bedømmelse eller fordomme.
- Medicinsk vurdering:
  - **Komplet fysisk undersøgelse**: Identificer og dokumenter alle skader.
  - **Yderligere undersøgelser**: Røntgenbilleder, blodprøver, prøver taget i tilfælde af mistanke om seksuelt misbrug.
- Psykologisk behandling:
  - **Vurdering af psykologisk lidelse**: For at bestemme niveauet af posttraumatisk stress, angst eller depression.
  - **Henvisning til psykolog eller psykiater**: Til specialistbehandling, hvis det er nødvendigt.
- Patientbeskyttelse:
  - **Rapportering**: Hvis overgreb er bekræftet eller stærkt mistænkt, kan det være nødvendigt at rapportere det til de relevante myndigheder.
  - **Sikkerhed**: Hvis patienten er i fare, skal du overveje at søge ly eller blive indlagt.
- Social støtte:
  - **Henvisning til specialiserede foreninger**: Disse kan tilbyde juridisk, psykologisk og social støtte.
  - **Hjælp til administrative formaliteter**: indgivelse af en klage, retssager osv.
- Langtidspleje:
  - **Regelmæssig medicinsk opfølgning**: For at behandle de fysiske og psykiske eftervirkninger.
  - **Specifikke terapier**: Psykoterapi, samtalegrupper, for at hjælpe patienten med at overvinde traumet.
- Træning og forebyggelse:
  - **Øge personalets bevidsthed**: Regelmæssig træning af beredskabspersonalet i, hvordan man genkender og håndterer vold og overgreb.

- **Forebyggelseskampagner**: Deltagelse i oplysningskampagner for at forebygge vold og misbrug i lokalsamfundet.

Behandling af patienter, der er ofre for vold eller overgreb, på akutafdelinger er en stor udfordring, der kræver en omfattende, tværfaglig tilgang. Det kræver ikke kun medicinske færdigheder, men også stor følsomhed, aktiv lytning og tæt samarbejde med andre fagfolk og specialiserede organisationer.

Kapitel 8

TEKNOLOGIEN PÅ AKUTAFDELINGEN

Avancerede diagnoseværktøjer

- **Point-of-care-ultralyd**
Point-of-care-ultralyd (POCUS) er blevet et uvurderligt værktøj i behandlingen af patienter på akutafdelingen. Det giver sygeplejersker og læger mulighed for at visualisere en patients indre organer og strukturer i realtid, hvilket giver en uovertruffen diagnostisk fordel ved visse tilstande.

- Introduktion til POCUS:
    - **Definition**: Forstå, hvad POCUS er, og hvordan det adskiller sig fra traditionelle ultralydsscanninger.
    - **Fordele**: Hurtig, ikke-invasiv, brug ved sengen, forbedret klinisk beslutningstagning.
- Tekniske grundprincipper:
    - **Ultralydsprincipper**: Hvordan ultralyd fungerer og dens underliggende principper.
    - **Håndtering af proben**: Grundlæggende teknikker til at opnå et godt billede.
    - **Billedfortolkning**: Genkendelse af normale og patologiske strukturer.
- Aktuelle kliniske anvendelser:
    - **Hjertevurdering**: Visualisering af hjertet for at opdage abnormiteter såsom tamponade eller hypovolæmi.
    - **Vurdering af lungerne**: Se efter effusioner, pneumothorax eller tegn på akut lungeødem.
    - **Traumatologi**: Hurtig vurdering af indre blødninger, især i forbindelse med abdominale eller thorakale traumer.
    - **Abdominal vurdering**: Påvisning af ascites, vurdering af galdeblæren, nyrerne eller abdominal aorta.

- **Vurdering** af **kar**: Identifikation af dyb venetrombose eller vurdering af kredsløbsstatus.
- Begrænsninger og faldgruber:
    - **Genkendelse af artefakter**: Forståelse a f billeder, der kan være misvisende eller fejlfortolkede.
    - **Undersøgelsens begrænsninger**: Vid, hvornår POCUS ikke er det rette værktøj, og hvornår andre billeddiagnostiske modaliteter er nødvendige.
- Integration af POCUS i arbejdsgangen på akutafdelingen:
    - **Hvornår skal man bruge POCUS**: Identificer situationer, hvor POCUS er særlig nyttig.
    - **Dokumentation og arkivering**: Sikring af passende opfølgning på resultater og fortolkninger.
- Uddannelse og certificering:
    - **Træningsprogrammer**: Hvor og hvordan får man træning i POCUS til nødsituationer.
    - **Certificering og færdigheder**: Forståelse af standarder og krav til kompetent udøvelse af POCUS.

- Etik og lovlighed:
    - **Patientens samtykke**: Sørg for, at patienten forstår og giver sit samtykke til undersøgelsen.
    - **Juridiske risici**: Forstå konsekvenserne af fejlfortolkning eller fejldiagnosticering.

Integrationen af POCUS i akutafdelingen har revolutioneret den måde, sundhedspersonalet vurderer og behandler patienter på. Det giver et realtidsbillede af en patients indre tilstand, hvilket er afgørende i et miljø, hvor hvert sekund tæller. Med den rette træning og velovervejet brug kan POCUS forbedre akutbehandlingen dramatisk.

- **Hjertemonitorer og telekardiologi**

Hjerteovervågning og telekardiologi er vigtige værktøjer i den medicinske verden, som gør det muligt at vurdere patienters hjertetilstand i realtid og yde en hurtig og passende indsats, selv på afstand. Især akutafdelinger drager fordel af disse teknologier til behandling af patienter, der lider af hjertelidelser.

- Introduktion til hjertemonitorer:
  - **Hvad er en hjertemonitor**: Forstå de grundlæggende principper for hjertemonitorering.
  - **Overvågningsformål**: Opdage arytmier, vurdere hjertefunktionen, overvåge efter en operation eller behandling.

- Teknologier til hjertemonitorering:
  - **Elektrokardiografi (EKG)**: Overvågning af hjertets elektriske aktivitet for at opdage uregelmæssigheder.
  - **Pulsoximetri**: Måling af iltmætning i blodet.
  - **Ikke-invasivt blodtryk (NIBP)**: Overvågning af blodtrykket med jævne mellemrum.
- Fortolkning af data:
  - **Læsning af et EKG**: Identificering af de forskellige bølger og forståelse af deres betydning.
  - **Detektering af arytmier**: Genkendelse af normale og unormale rytmer.
  - **Reagere på alarmer**: Forstå alarmtærskler og vide, hvordan man griber ind.
- Introduktion til telekardiologi:
  - **Definition og udfordringer**: Brug af kommunikationsteknologier til at yde hjertepleje på afstand.

- **Anvendelser**: Fjernovervågning, EKG-tolkning på afstand, virtuelle konsultationer med kardiologer.
- Fordele ved telekardiologi:
  - **Bedre adgang til specialister**: For patienter i fjerntliggende eller underbetjente områder.
  - **Hurtig respons**: Reduceret ventetid på en tolkning eller intervention.
  - **Kontinuerlig overvågning**: Patienterne kan overvåges derhjemme, hvilket reducerer behovet for langvarige hospitalsophold.
- Udfordringer og bekymringer:
  - **Teknologiens pålidelighed**: Sikrer stabil og sikker datatransmission.
  - **Uddannelse**: Sørg for, at personalet er uddannet i brugen af disse værktøjer og kan integrere dem effektivt i deres pleje.
- Etik og fortrolighed:
  - **Databeskyttelse**: Garanti for sikkerheden af patienternes medicinske oplysninger.
  - **Informeret samtykke**: Sikring af, at patienter forstår og giver samtykke til telemonitorering.
- Fremtiden for telekardiologi:
  - **Teknologiske innovationer**: Vi ser frem mod fremtidige udviklinger, der kan ændre den måde, vi overvåger og behandler patienter på.
  - **Udvidelse af tjenester**: Overvej, hvordan telekardiologi kan udvides til andre medicinske områder.

Kombinationen af hjerteovervågning og telekardiologi giver en enestående mulighed for at forbedre kvaliteten af hjertebehandling. I en stadig mere forbundet verden gør disse værktøjer det muligt for sundhedspersonale at være i konstant kontakt med deres patienters hjerter, uanset om de er ved deres side eller langt væk.

Telemedicin og nødtjenester

I nutidens digitale tidsalder er telemedicin blevet et vigtigt redskab til at forbedre kvaliteten og effektiviteten af den medicinske behandling. I forbindelse med nødsituationer tilbyder det innovative løsninger til at reagere hurtigt på medicinske kriser og optimere ressourcerne.

- Introduktion til telemedicin:
    - **Hvad er telemedicin**: definition, oprindelse og grundlæggende principper.
    - **Typer af telemedicin**: telemonitorering, telekonsultation, teleekspertise og teleassistance.
- Værdien af telemedicin i nødsituationer:
    - **Adgang til specialister**: realtidsforbindelse med eksperter, selv i fjerntliggende eller underforsynede områder.
    - **Realtidsrespons**: hurtigere diagnose og beslutningstagning i kritiske situationer.
    - **Optimering af ressourcer**: Effektiv fordeling af patienter, undgå unødvendige flaskehalse.
- Implementering af telemedicin på akutafdelinger:
    - **Nødvendigt udstyr**: Teknisk infrastruktur, software og kommunikationsudstyr.
    - **Ledelsesprotokoller**: Udvikling af klare procedurer for brug af telemedicin.
    - **Uddannelse** af **personale**: Sørg for, at akutteamet er kompetent og fortrolig med telemedicinske værktøjer.
- Praktiske eksempler og casestudier:
    - **Cerebrovaskulære ulykker (CVA)**: Brug af telemedicin til hurtig konsultation med en specialiseret neurolog.
    - **Traumer og skader**: Fjernvurdering for at bestemme det nødvendige plejeniveau.

- **Landlige og isolerede situationer**: Link til større medicinske centre for komplekse eller alvorlige situationer.
- Udfordringer og bekymringer ved telemedicin i nødsituationer:
  - **Teknologiens pålidelighed**: Sikring af stabil kommunikation af høj kvalitet.
  - **Fortrolighed og sikkerhed**: Beskyttelse af medicinske data og respekt for patientens privatliv.
  - **Juridiske spørgsmål og ansvar**: Afklaring af ansvar i telemedicin.
- Etik og telemedicin:
  - **Informeret samtykke**: Sikring af, at patienterne forstår og accepterer telekonsultation.
  - **Plejekvalitet**: Opretholdelse **af** høje standarder og sikring af lige adgang.
- Fremtiden for telemedicin i nødsituationer:
  - **Teknologiske innovationer**: fremtidige fremskridt og deres indvirkning på akutafdelinger.
  - **Integration i sundhedssystemer**: Refleksioner over, hvordan telemedicin kan omforme hele det medicinske landskab.

Akutafdelinger er i sagens natur steder, hvor hvert sekund tæller. Telemedicin giver mulighed for at få mest muligt ud af disse dyrebare sekunder ved at forbinde patienter med sundhedspersonale med hidtil uset effektivitet og hastighed. I takt med at teknologien udvikler sig, er det vigtigt, at akutpersonalet er på forkant med disse ændringer og sikrer den bedst mulige pleje til dem, der har mest brug for det.

Informationssystemer og patienthåndtering

Informationssystemer (IS) har revolutioneret den måde, hvorpå sundhedsinstitutioner håndterer og behandler patientdata. I en nødsituation er disse systemer endnu mere afgørende, da de tilbyder løsninger til at optimere patientplejen, garantere kontinuitet i plejen og forbedre driftseffektiviteten.

- Introduktion til informationssystemer:
  - **Definition og rolle af IS**: Forståelse af vigtigheden af IS i den moderne medicinske verden.
  - **Historie**: Udviklingen af IS fra papirdokumentation til avancerede digitale platforme.
- Fordelene ved IS på akutafdelinger:
  - **Hurtig adgang til lægejournaler**: øjeblikkelig hentning af sygehistorie, allergier, aktuelle behandlinger osv.
  - **Plejekoordinering**: Forbedret kommunikation mellem sundhedspersonale med henblik på integreret pleje.
  - **Realtidsovervågning**: Overvågning af ledige senge, interventionsskemaer og medicinniveauer.
- Nøglekomponenter i nød-IS:
  - **Elektroniske patientjournaler (EMR)**: Digital lagring af medicinske patientoplysninger.
  - **Administrationssystemer til indlæggelser, udskrivelser og overførsler (ADT)**: Sporing af patientens rejse gennem hospitalet.
  - **Triage- og vurderingsværktøjer**: Hjælp til at prioritere sager efter sværhedsgrad.

- Interkonnektivitet og integration:
    - **Interoperabilitet**: Systemernes evne til at udveksle og bruge information på en gennemsigtig måde.
    - **Integration med andre afdelinger**: Letter kommunikationen med radiologi, laboratorier osv.
    - **Forbindelse med andre institutioner**: informationsdeling i forbindelse med overflytninger eller specialistkonsultationer.
- Sikkerhed og fortrolighed:
    - **Databeskyttelse**: Foranstaltninger til at sikre følsomme oplysninger.
    - **Patientfortrolighed**: Sikring af overholdelse af regler om privatliv og medicinske data.
    - **Backup og gendannelse**: Protokoller i tilfælde af systemfejl eller katastrofe.
- Uddannelse og tilpasning af personale:
    - **Løbende træning**: Sørg for, at teamet er opdateret med nye funktioner og opdateringer.
    - **Teknologiadoption**: Overvinde modstand og opmuntre til optimal brug af IS.
    - **Teknisk support**: Der er hjælp at hente, hvis du har problemer eller spørgsmål.
- Fremtiden for IS på akutafdelinger:
    - **Kunstig intelligens og prædiktiv analyse**: Forudsigelse af tendenser, såsom patienttilstrømning, ved hjælp af historiske data.
    - **Integreret telemedicin**: Direkte forbindelse med fjernspecialister via IS.
    - **Patientportaler**: Gør det muligt for patienter at få adgang til deres egne medicinske oplysninger og kommunikere med sundhedspersonalet.

Informationssystemer er derfor det bankende hjerte i moderne beredskabstjenester og spiller en afgørende rolle i koordineringen, effektiviteten og kvaliteten af plejen. Ved at integrere teknologi i nødprocedurer kan faciliteter sikre hurtigere, sikrere og mere personlig pleje til hver patient.

Kapitel 9

INTERKULTURELLE SPØRGSMÅL OG MANGFOLDIGHED

Forståelse og respekt kulturel mangfoldighed

I en stadig mere sammenkoblet verden og i stadig mere forskelligartede samfund er akutafdelinger ofte mødestedet for mange kulturer. At tage sig af patienter med forskellige kulturelle baggrunde kræver en dyb forståelse og ægte respekt for deres tro, praksis og behov.

- Kulturel mangfoldighed: en allestedsnærværende realitet:
  - **Definition af kulturel mangfoldighed**: Forstå, hvad "kultur" betyder, og hvordan det påvirker vores adfærd og opfattelser.
  - **Betydningen af mangfoldighed i den medicinske kontekst**: Hvordan kulturelle forskelle kan påvirke opfattelsen af smerte, sygdom og død.
- Udfordringer i forbindelse med kulturel mangfoldighed på akutafdelinger:
  - **Sprogbarrierer**: Kommunikationsvanskeligheder og risiko for misforståelser.
  - **Traditionelle overbevisninger og medicinsk praksis**: Hvordan de kan være i konflikt med eller supplere vestlig medicin.
  - **Begreberne blufærdighed og intimitet**: forskellige standarder, der kan påvirke patientens komfort under fysiske undersøgelser.
- Strategier for hensigtsmæssig håndtering:
  - **Interkulturel træning for personalet**: Bevidstgørelse og træning af personalet i forskellige kulturer og potentielle udfordringer.
  - **Lægetolke**: deres afgørende rolle i at lette kommunikationen.

- **Flersproget informationsmateriale**: Sikrer, at patienter og familier forstår procedurer, rettigheder og ansvar.
- Respekt for religiøse ritualer og overbevisninger:
  - **Betydningen af det spirituelle i medicinsk behandling**: Forståelse af ritualer omkring sygdom, død og helbredelse.
  - **Praktiske foranstaltninger**: Tilpasning af medicinske procedurer for at overholde religiøse forbud eller forpligtelser.
- At tage højde for den kulturelle dimension i medicinsk etik:
  - **Informeret samtykke**: sikre, at det gives med respekt for kulturelle overbevisninger.
  - **Livets afslutning**: Respekt for ønsker og overbevisninger omkring død og døende.
  - **Forholdet til familien**: I nogle kulturer spiller familien en central rolle i medicinske beslutninger.
- Opbygning af tillid og gensidig respekt:
  - **Aktiv lytning**: Værdsættelse af patientens bekymringer og behov.
  - **Empati**: At sætte sig i patientens sted for bedre at forstå deres følelser og bekymringer.
  - **Feedback**: Bed regelmæssigt om feedback for hele tiden at forbedre plejen.
- Den kulturelle mangfoldigheds presserende fremtid:
  - **Demografiske tendenser**: Ændringer i befolkningen og behovet for konstant at tilpasse tjenesterne.
  - **Forskning og casestudier**: Betydningen af at studere kulturel mangfoldighed for at optimere forvaltningsprotokoller.

Akuttjenester skal i sagens natur være klar til at byde alle velkommen uden diskrimination. At anerkende, forstå og respektere kulturel mangfoldighed er ikke blot en moralsk eller etisk forpligtelse, det er en nødvendighed for at yde kvalitetspleje og sikre patienternes sikkerhed og velbefindende. Det er ved at omfavne denne mangfoldighed, at sundhedspersonale kan tilbyde holistisk pleje, der er kendetegnet ved respekt og medmenneskelighed.

Interkulturel kommunikation: udfordringer og teknikker

Akutafdelingen, der ofte sammenlignes med en port til sundhedssystemet, er et sted, hvor sundhedspersonale møder en mangfoldighed af patienter med forskellige kulturelle baggrunde. I denne sammenhæng bliver interkulturel kommunikation en vigtig færdighed for at yde kvalitetspleje. Dette kapitel har til formål at udforske de udfordringer, der er forbundet med interkulturel kommunikation, og at præsentere teknikker til at overvinde dem.

- Forståelse af interkulturel kommunikation:
    - **Hvad er interkulturel kommunikation**: Udforskning af begrebet og dets betydning i den medicinske kontekst.
    - **Den kulturelle dimension af kommunikation**: hvordan kultur påvirker den måde, vi kommunikerer på, vores forventninger og vores fortolkninger.
- De største udfordringer ved interkulturel kommunikation:
    - **Sprogbarrierer**: Fejl i oversættelse og tolkning kan have alvorlige konsekvenser inden for medicin.

- **Forskelle i nonverbale udtryk**: Gestik, øjenkontakt og nærhed kan have forskellige betydninger i forskellige kulturer.
- **Forskelle i værdisystemer og overbevisninger**: Hvordan kulturelle opfattelser af sundhed, sygdom og medicin påvirker kommunikationen.
- Teknikker til forbedring af interkulturel kommunikation:
  - **Brug medicinske tolke**: Ikke kun til bogstavelig oversættelse, men også til at hjælpe med at navigere i kulturelle nuancer.
  - **Aktiv lytning**: Vis empati, stil åbne spørgsmål og omformuler for at sikre, at du forstår.
  - **Validering**: Sørg for, at patienten har forstået den givne information.
  - **Brug af visuelt materiale**: Billeder og diagrammer kan overskride sprogbarrierer.
- Uddannelse og bevidstgørelse:
  - **Træningsprogrammer i interkulturel kommunikation**: At give sundhedspersonale redskaberne til at navigere effektivt i et multikulturelt miljø.
  - **Casestudier**: Analyse af virkelige situationer for at lære af dem og forbedre praksis.
- Vigtigheden af feedback:
  - **Regelmæssig evaluering**: Indsamling af feedback fra patienter og familier for hele tiden at forbedre kommunikationen.
  - **Supervision og støtte mellem kolleger**: Deling af erfaringer, succeser og udfordringer for at lære af hinanden.
- Opbygning af et miljø, der er befordrende for interkulturel kommunikation:
  - **Flersproget display**: Sørg for, at vigtig information er tilgængelig på de vigtigste sprog, der tales af patienterne.

- **Tilskyndelse til mangfoldighed blandt personalet**: Ansættelse af personale fra forskellige kulturer kan lette kommunikationen og forholdet til patienterne.
- Fremtiden for interkulturel kommunikation:
  - **Teknologier og værktøjer**: Den stigende brug af telemedicin, oversættelsesapplikationer og andre teknologiske innovationer til at forbedre kommunikationen.
  - **Forskning og udvikling**: Betydningen af interkulturel kommunikationsforskning for at tilpasse praksis til sociokulturelle forandringer.

Interkulturel kommunikation er en vigtig færdighed i den moderne medicinske verden, især i et så mangfoldigt miljø som akutafdelinger. Det kræver omhyggelig lytning, et åbent sind og en konstant vilje til at lære og tilpasse sig. I sidste ende er effektiv kommunikation grundlaget for medicinsk behandling af høj kvalitet, der garanterer sikkerhed, respekt og værdighed for alle patienter.

Specifikke aspekter af pleje til sårbare befolkningsgrupper

Beredskabstjenester spiller en vigtig rolle i plejen af sårbare befolkningsgrupper. Uanset om der er tale om hjemløse, flygtninge, ældre, børn, handicappede eller andre risikogrupper, så er plejen af disse patienter forbundet med unikke udfordringer og kræver særlig sensitivitet og træning. Dette kapitel beskriver detaljerne i denne pleje.

- Anerkendelse af sårbarhed:
  - **Definition og typer af sårbarhed**: Forstå de mange facetter af sårbarhed.
  - **Tilknyttede risikofaktorer**: Sociale, økonomiske, fysiologiske og psykologiske.

- Sårbare befolkningsgrupper og deres specifikke behov:
    - **Hjemløse**: udfordringer med adgang til pleje, specifikke sundhedsproblemer og koordinering af pleje.
    - **Flygtninge og asylansøgere**: Traumer, sproglige og kulturelle barrierer og vigtigheden af holistisk pleje.
    - **De ældre**: skrøbelighed, polypatologi og behovet for en omfattende vurdering.
    - **Børn**: Pædiatrisk pleje, kommunikationsudfordringer og psykosociale behov.
    - **Mennesker med handicap**: Tilpasning af pleje til deres behov, sikring af tilgængelighed og passende kommunikation.
- Passende, empatisk kommunikation:
    - **Specifikke kommunikationsteknikker**: Tilpasning i forhold til typen af sårbarhed.
    - **Etablering af tillid**: Vigtigheden af at skabe et sikkert miljø for disse patienter.
- Tværfaglig tilgang:
    - **Koordinering af pleje**: Sikring af kontinuitet i plejen med andre afdelinger og specialer.
    - **Netværk**: integration af socialrådgivere, psykologer og andre fagfolk for at give omfattende pleje.
- Medicinsk etik og sårbare befolkningsgrupper:
    - **Informeret samtykke**: At sikre, at patienterne forstår procedurerne, samtidig med at man respekterer deres autonomi.
    - **Fortrolighed**: Bevarelse af værdighed og privatliv, især i sårbare situationer.
- Træning i at tage sig af sårbare grupper:
    - **Oplysningsprogrammer**: Uddannelse af personalet om de specifikke udfordringer, der er forbundet med disse befolkningsgrupper.

- **Øvelser og casestudier**: Gør det muligt for sundhedspersonale at øve sig i et kontrolleret miljø.
- Strategier for forebyggelse og vejledning:
  - **Tidlig opsporing**: Identificer tegn på sårbarhed, så snart du ankommer til skadestuen.
  - **Henvise patienter til passende faciliteter**: Sikring af passende pleje efter udskrivelse fra akutmodtagelsen.
- Fremtiden for pleje af sårbare befolkningsgrupper:
  - **Innovation og best practice**: Undersøgelse og anvendelse af nye metoder til at forbedre plejen.
  - **Folkesundhedspolitikker**: Vigtigheden af en global tilgang for at imødekomme sårbare befolkningers behov.

Pleje af sårbare grupper på akutafdelinger kræver en humanistisk tilgang, specifik uddannelse og tæt samarbejde mellem forskellige faggrupper. Det er ved at anerkende disse særlige forhold og handle proaktivt, at akutmodtagelserne virkelig kan imødekomme disse patienters behov og garantere kvaliteten og værdigheden af plejen.

Kapitel 10

HÅNDTERING AF KATASTROFER OG EKSTRAORDINÆRE SITUATIONER

Grundlæggende principper
Katastrofemedicin

Katastrofemedicin står som et fyrtårn i det tumultariske hav af ekstreme situationer og viser vejen frem for sundhedspersonale, når normen forsvinder i lyset af begivenhedens omfang. Dette medicinske speciale er opstået af behovet for at reagere effektivt på store kriser, hvad enten de er forårsaget af naturkatastrofer, terrorhandlinger eller pandemier, og er baseret på grundlæggende principper for håndtering af det uventede.

Kernen i katastrofemedicin er begrebet triage, en stringent proces til prioritering af pleje. I en kontekst, hvor ressourcerne er begrænsede og efterspørgslen eksponentiel, bliver triage en kunst. Det handler om hurtigt at afgøre, hvilke af de sårede eller syge der kræver øjeblikkelig pleje, og hvilke der kan vente, for at redde så mange liv som muligt. Selvom denne beslutning er vanskelig, er den afgørende for at maksimere effektiviteten af den medicinske indsats.

Men ud over triage er katastrofemedicin også afhængig af solid organisation og koordinering. Medicinske teams skal fungere som et synkroniseret orkester, hvor hvert medlem kender sin rolle perfekt, men også er i stand til at tilpasse sig det uventede. For det er et andet kendetegn ved katastrofemedicin: Usikkerhed er en konstant, og evnen til at tilpasse sig bliver en uvurderlig færdighed.

Logistik spiller også en vigtig rolle. Den hurtige etablering af medicinske nødlejre, levering af udstyr og medicin og koordinering med andre agenturer og organisationer udgør alle det fundament, som den medicinske indsats bygger på.
Endelig bør det psykologiske aspekt ikke overses. Ofre for katastrofer, såvel som de involverede, kan være dybt

påvirkede af begivenheden. Håndtering af psykologiske traumer, støtte og ledsagelse af enkeltpersoner er lige så afgørende som fysisk pleje.

Katastrofemedicinens kompleksitet og betydning er en påmindelse om, at det i de mørkeste tider er en struktureret, gennemtænkt og human tilgang, der kan gøre forskellen og bringe et glimt af håb midt i kaos.

Nødsituationer i krisesituationer: Angreb, naturkatastrofer...

Når man står over for pludselige og omfattende krisesituationer, hvad enten det er angreb eller naturkatastrofer, kastes beredskabsverdenen ud i en hvirvelvind af hektisk aktivitet, der afspejler, hvor meget situationen haster. Disse ekstraordinære begivenheder kræver en evne til at tilpasse sig og reagere hurtigt, samtidig med at kvaliteten og sikkerheden af plejen bevares.

I kaoset af terrorangreb med eksplosioner og mange ofre eller ødelæggelser forårsaget af naturkatastrofer som jordskælv, oversvømmelser eller orkaner er redningstjenesterne de første i forreste linje. Disse begivenheders uforudsigelige natur sætter sundhedspersonalets beredskab, modstandsdygtighed og reaktionshastighed på prøve.

Den største udfordring for redningstjenesterne er at håndtere det store antal ofre på meget kort tid. Hvert sekund tæller, og triage er ved at blive et centralt element i plejen. De alvorligt tilskadekomne, der kræver øjeblikkelig indgriben, adskilles fra dem, hvis tilstand er mindre kritisk, og derved maksimeres chancerne for overlevelse for så mange som muligt.

Men ud over øjeblikkelig lægehjælp afslører disse krisesituationer andre spørgsmål, som er lige så afgørende. Kommunikation, både internt mellem sundhedspersonale og eksternt med offentligheden, er afgørende for at sprede klar information, håndtere forventninger og undgå panik. Samtidig er koordinering med andre beredskabstjenester, hvad enten de er lokale eller internationale, afgørende for at sikre en sammenhængende og effektiv indsats.

Den psykologiske dimension af disse kriser må ikke undervurderes. Ofrene og deres familier, såvel som de involverede, kan være dybt påvirkede af disse begivenheders alvor og brutalitet. At tilbyde psykologisk støtte, genkende tegnene på posttraumatisk stress og sikre langsigtet opfølgning er alle nøgleelementer i at hjælpe alle med at overvinde disse prøvelser.

I sidste ende, mens disse krisesituationer fremhæver vores samfunds sårbarhed over for store begivenheder, afslører de også styrken, beslutsomheden og solidariteten hos medicinske teams. Disse fagfolk, der ofte sætter deres eget liv på spil, stræber efter at yde komfort og pleje under ekstreme forhold og legemliggør den urokkelige dedikation, der ligger i det medicinske kald.

Specifik forberedelse og træning til disse situationer

At forberede sig på krisesituationer er en konstant søgen i krydsfeltet mellem videnskab, erfaring og strategi. På tærsklen til en tragisk begivenhed tæller hvert sekund, hver beslutning og hver handling, og det er her, den uvurderlige værdi af specifik træning til disse situationer ligger.

For sundhedspersonale handler uddannelse ikke kun om at tilegne sig medicinske færdigheder. Det omfatter en bred vifte af viden, som kombineret udgør en holistisk og effektiv tilgang til krisestyring.

Simulation og praktiske scenarier: Medicinsk simulation er et værdifuldt værktøj, der giver sundhedspersonale mulighed for at øve sig i nødsituationer i et kontrolleret miljø. Ved hjælp af realistiske scenarier kan de udvikle og forfine deres færdigheder, lære at arbejde som en del af et team og træffe beslutninger under pres.

Triage og massehåndtering: Krisesituationer kræver ofte, at et stort antal tilskadekomne triageres hurtigt. Specifik træning lærer, hvordan man effektivt vurderer en persons tilstand, bestemmer det nødvendige plejeniveau og prioriterer interventioner.

Krisekommunikation: Medicinske teams skal lære at kommunikere effektivt, ikke kun med hinanden, men også med ofre, deres familier og medierne. Klar og effektiv kommunikation kan reducere forvirring, frygt og kaos.

Stresshåndtering og psykologisk støtte: I betragtning af den alvor og det pres, der er forbundet med disse begivenheder, er det afgørende, at nødhjælpsarbejdere er uddannet til at genkende og håndtere deres egen stress, samtidig med at de tilbyder psykologisk støtte til ofrene.

Specifikke protokoller og udstyr: Krisesituationer kan kræve brug af specifikt udstyr eller protokoller, fra førstehjælpskasser i tilfælde af et kemisk angreb til særlige procedurer for ofre for sammenstyrtninger.

Tværfagligt samarbejde: Krisesituationer kræver en koordineret indsats, der ikke kun involverer sundhedsvæsenet, men også beredskabet, politiet, brandvæsenet og andre organisationer. Træning i tværfagligt samarbejde er derfor afgørende.

Træning til disse specifikke situationer er en løbende forpligtelse. Protokoller udvikler sig, nye metoder dukker op, og erfaringer fra tidligere begivenheder former fremtidige tilgange. Ved at investere i denne træning skaber vi en modstandsdygtig, erfaren styrke, der er klar til at reagere og i stand til at modstå modgang med dygtighed og medfølelse.

Kapitel 11

KLINISK FORSKNING I NØDSITUATIONER

Vigtigheden af forskning i nødsituationer

Akutforskning er ikke blot en akademisk gren af medicinen; det er den søjle, der guider og former den måde, akutpleje leveres på, og som løbende forbedrer kvaliteten, effektiviteten og innovationen af interventioner. Ved at fordybe sig i analyse og undersøgelse af nødsituationer, sygdomme og behandlinger bliver denne forskning en vigtig løftestang til at redde flere liv og forbedre patientresultaterne.

Forståelse for bedre behandling: Hver nødsituation er unik, men mønstre og tendenser kan dukke op gennem dybdegående studier. Ved at dokumentere og analysere disse tilfælde kan forskere udvikle mere effektive protokoller, forfine eksisterende teknikker eller endda opdage nye terapeutiske tilgange.

Evaluering af protokoller: Medicinske protokoller er ikke hugget i sten. De skal løbende evalueres og revideres. Forskning giver en ramme for at teste effektiviteten af disse protokoller, sikre, at de er baseret på solid evidens og tilpasse dem til nye opdagelser eller skiftende kontekster.

Teknologisk innovation: Teknologi spiller en stadig vigtigere rolle inden for akutmedicin. Uanset om det er gennem nyt diagnostisk udstyr, telemedicinske værktøjer eller avancerede informationssystemer, er forskning afgørende for at evaluere, forbedre og integrere disse innovationer i den daglige praksis.

Træning og uddannelse: Takket være forskning kan træning af sundhedspersonale være evidensbaseret, hvilket sikrer, at sygeplejersker og læger trænes i de mest effektive og opdaterede teknikker.

Reaktion på større kriser: I situationer som pandemier, terrorangreb eller naturkatastrofer bliver forskning i realtid afgørende. Det giver os mulighed for at forstå situationen, udvikle passende interventioner og hurtigt dele denne viden med det globale medicinske samfund.

Fremme af medicinsk etik: Forskning i nødsituationer hjælper også med at definere og bekræfte etiske principper i komplekse situationer, hvor der skal træffes hurtige beslutninger.

At forudse fremtidige udfordringer: Akutmedicin er, som alle andre medicinske discipliner, under udvikling. Forskning hjælper os med at forudse fremtidige udfordringer, hvad enten det drejer sig om nye sygdomme, demografiske ændringer eller samfundsudvikling.

Forskning i akutmedicin er det fyrtårn, der lyser vejen for akutmedicin. Den sikrer, at enhver handling, enhver beslutning, enhver behandling er frugten af dybdegående viden, streng evaluering og et konstant ønske om at forbedre og perfektionere patientplejen. Midt i tumult og hastesager er det denne forskning, der tilbyder roen ved informeret handling.

Deltager i et klinisk forsøg: roller og ansvar

At deltage i et klinisk forsøg er et afgørende skridt i udviklingen af nye lægemidler, behandlinger og medicinske tilgange. Disse forsøg spiller en central rolle i at udvide vores medicinske forståelse og sikre, at behandlingerne er både sikre og effektive. Men bag videnskaben og statistikkerne ligger en menneskelig infrastruktur, der består af forskere, patienter og mange andre aktører, som hver især har veldefinerede roller og ansvarsområder.

Forskerne :
Ansvarsområder :
- Design undersøgelsen ved klart at definere målene, inklusions- og eksklusionskriterierne og metodologien.
- Indhent etisk godkendelse for at sikre, at forsøget overholder etiske og juridiske standarder.
- Overvåg undersøgelsen for at sikre, at den forløber som planlagt, og juster om nødvendigt.
- Analysere data for at drage objektive konklusioner.

Roller :
- Sørg for passende lægehjælp til deltagerne.
- Informere deltagerne på en klar og gennemsigtig måde om risici, fordele, forsøgets gennemførelse og andre relevante oplysninger.
- Garantere fortroligheden af deltagernes data.

Deltagerne:
Ansvarsområder :
- Give nøjagtige oplysninger om deres helbred, sygehistorie og andre faktorer, der er relevante for undersøgelsen.
- Følg nøje de instruktioner, som forskerne giver.
- Rapporter alle observerede uregelmæssigheder eller bivirkninger.
- Forpligte sig til at deltage i undersøgelsen i hele dens varighed, undtagen i tilfælde af medicinsk kontraindikation eller andre gyldige grunde.

Roller :
- Spil en aktiv rolle ved at stille spørgsmål og forsøge at forstå alle aspekter af retssagen.
- Deltage frivilligt, velvidende at de til enhver tid kan trække sig uden at lide nogen negative konsekvenser.
- Bidrage til fremskridt inden for lægevidenskaben ved at levere værdifulde data til forsøget.

Den etiske komité:
Ansvarsområder :
- Evaluer det kliniske forsøg for at sikre, at det er etisk og juridisk acceptabelt.
- Overvåg forsøget for at sikre, at etiske standarder opretholdes hele vejen igennem.
- Gribe ind, hvis der identificeres etiske problemer.

Roller :
- At fungere som vogter af etiske standarder inden for medicinsk forskning.
- Tilvejebringelse af medicinsk etisk ekspertise til forskere og deltagere.

Et klinisk forsøg er et komplekst partnerskab mellem forskere, deltagere og etiske komitéer. Hver aktør har specifikke roller og ansvarsområder, som, når de respekteres, sikrer etisk forskning og produktion af data af høj kvalitet, der kan ændre og forbedre det medicinske landskab for alle.

Nylige fremskridt takket være forskning i nødsituationer

Akutmedicin, som er et dynamisk område i konstant udvikling, har oplevet mange fremskridt i de senere år takket være forskning. Disse fremskridt har gjort det muligt at forbedre kvaliteten af plejen, fremskynde interventioner og tilbyde mere effektive løsninger til patienterne. Her er en oversigt over de mest betydningsfulde fremskridt inden for akutforskning:

- **Forbedrede triageværktøjer**: Der er udviklet mere sofistikerede, evidensbaserede algoritmer til hurtigt at vurdere patienternes sværhedsgrad ved ankomsten, hvilket muliggør hurtigere og mere hensigtsmæssig behandling.

- **Nye biomarkører**: Opdagelsen af nye biomarkører, som f.eks. dem, der kan opdage et hjerteanfald hurtigere, har revolutioneret den måde, hvorpå visse tilfælde vurderes og behandles.
- **Telemedicin**: Telemedicinske teknologier har indtaget en ledende rolle, især inden for fjerndiagnosticering og -konsultation, hvilket gør pleje mere tilgængelig, især i fjerntliggende områder.
- **Medicinsk simulation**: Brugen af high-fidelity simulationsdukker gør det muligt for akut sundhedspersonale at træne i at håndtere komplekse situationer, hvilket øger deres færdigheder og selvtillid i virkelige situationer.
- **Point-of-care ultrasonografi**: Bærbar ultralyd er blevet et vigtigt værktøj for akutlæger, der muliggør hurtig diagnose i situationer, hvor hvert sekund tæller.
- **Mere effektive behandlinger af slagtilfælde**: Takket være forskning er der blevet indført forbedrede protokoller for hurtig behandling af slagtilfælde, hvilket reducerer hjerneskade og forbedrer resultaterne for patienterne.
- **Strategier til at reducere overbelægning**: Der er blevet udviklet nye metoder til at håndtere overbelægning på akutafdelinger, hvilket forbedrer patientflowet og reducerer ventetiderne.
- **Smertebehandling**: Nye tilgange til behandling af akutte og kroniske smerter, med særligt fokus på reduktion af opioider, er blevet foreslået takket være forskning på akutafdelinger.
- **Psykiatrisk kriseintervention**: Der er blevet udviklet bedre vurderings- og interventionsmetoder til patienter i psykiatrisk krise, hvilket giver en mere sikker og human behandling.
- **Håndtering af hjertestop**: Forskning har også bidraget til at optimere genoplivningsteknikker og -protokoller, hvilket forbedrer chancerne for overlevelse og langsigtede resultater.

Forskning i akutmedicin har været drivkraften bag mange fremskridt, der har formet moderne praksis og gjort plejen mere effektiv, hurtig og patientcentreret. Takket være disse fremskridt er sundhedspersonalet bedre rustet til at møde de unikke udfordringer i den hurtige verden af akutmedicin, og patienterne nyder godt af bedre kvalitet i plejen. Fortsat forskning er derfor afgørende, hvis vi skal fortsætte med at forbedre og innovere inden for dette vigtige medicinske område.

Kapitel 12

FOREBYGGELSE OG UDDANNELSE

Sygeplejerskens rolle i forebyggelse

Sygeplejersker er meget mere end bare behandlere. Deres rolle omfatter også forebyggelse, som er et centralt element i folkesundheden. Forebyggelse er en af grundpillerne i moderne medicin, da den ikke kun har til formål at behandle sygdomme, men frem for alt at forhindre, at de overhovedet opstår. Her kan du se, hvordan sygeplejersker spiller en central rolle på dette område:

- **Uddannelse og bevidsthed**: Sygeplejersker er ofte patientens første kontaktpunkt, når det drejer sig om sundhedsproblemer. Som sådan informerer de patienterne om de bedste metoder til at forebygge sygdom: en afbalanceret kost, regelmæssig fysisk aktivitet, rygestop osv.
- **Vaccination**: Sygeplejersker spiller en nøglerolle i vaccination, ikke kun ved at administrere vacciner, men også ved at øge bevidstheden om deres betydning og reagere på patienternes bekymringer.
- **Tidlig opsporing**: Takket være deres kliniske færdigheder kan sygeplejersker identificere de første tegn på visse patologier. De henviser derefter patienter til mere dybdegående undersøgelser, hvis det er nødvendigt.
- **Rådgivning om seksuel sundhed**: Sygeplejersker kan også spille en vigtig rolle i forebyggelsen af seksuelt overførte sygdomme ved at rådgive om sikker sex og tilbyde screeningstest.
- **Forebyggelse af nosokomielle infektioner**: I sundhedssektoren er sygeplejerskerne i frontlinjen, når det handler om at implementere hygiejneprotokoller for at forhindre spredning af infektioner.
- **Overvågning af kroniske sygdomme**: For patienter, der lider af kroniske sygdomme som diabetes eller forhøjet blodtryk, sørger sygeplejersken for regelmæssig overvågning, rådgiver om kost og fysisk aktivitet og sikrer, at de tager den rigtige medicin.
- **Bevidsthed om mental sundhed**: Sygeplejersker er ofte et af de første sundhedspersoner, der genkender tegnene på et mentalt sundhedsproblem. De kan derefter henvise patienten til de rette ressourcer og tilbyde den første støtte.

- **Forebyggelse af ulykker i hjemmet**: Sygeplejersker, især inden for pædiatri og geriatri, giver råd om forebyggelse af ulykker i hjemmet, såsom fald.
- **Terapeutisk uddannelse**: Sygeplejersker hjælper patienter med at forstå deres sygdom, den ordinerede behandling og dens betydning, hvilket forbedrer overholdelsen af behandlingen og forebygger komplikationer.
- **Fremme et sundt miljø**: Ved at forstå de sociale determinanter for sundhed kan sygeplejersker rådgive patienter om, hvordan de kan interagere positivt med deres miljø, hvad enten det er gennem ernæring, motion eller mental velvære.

Sygeplejersker spiller en nøglerolle i forebyggelsen. Gennem deres direkte kontakt med patienterne, deres uddannelse og deres engagement spiller de en central rolle i at fremme sund levevis, forebygge sygdomme og øge bevidstheden om sunde vaner. I en tid, hvor kroniske sygdomme er i stigning, og forebyggelse er mere afgørende end nogensinde, er sygeplejerskens rolle mere relevant og nødvendig end nogensinde.

Uddannelse af offentligheden om almindelige farer

Folkesundhed er i høj grad baseret på forebyggelse. For at sikre alles sikkerhed er det afgørende at uddanne offentligheden om almindelige farer. Kollektiv bevidsthed kan reducere risikoen for ulykker og sygdom betydeligt. Her er en tilgang til at øge offentlighedens bevidsthed om visse almindelige farer:

- Rygning og alkoholisme :
  - **Kommuniker konsekvenserne**: Fremhæv farerne ved rygning og alkoholisme, såsom hjertesygdomme, kræft og leversygdomme.
  - **Tilbyd alternativer**: Tilbyd rygestopprogrammer eller gruppeaktiviteter til dem, der forsøger at reducere deres alkoholforbrug.
- Trafiksikkerhed :
  - **Ansvarlig kørsel**: Øg bevidstheden om behovet for at bruge sikkerhedssele, forbuddet mod at bruge en mobiltelefon ved rattet og farerne ved at køre under indflydelse af alkohol eller stoffer.
  - **Forebyggelse for fodgængere**: Giv råd om fodgængerovergange, vigtigheden af synlighed om natten og højrisikoområder.
- Forebyggelse af fald :
  - **I hjemmet**: Fokuser på at gøre tæpper sikre, sørge for tilstrækkelig belysning og bruge hjælpemidler som f.eks. gelændere.
  - **Udendørs**: Oplys folk om, hvor vigtigt det er at have passende fodtøj på, især om vinteren.
- Sund kost :
  - **Undgå madforgiftning**: Tilbyd workshops om opbevaring af mad og madlavning.
  - **Fremme en afbalanceret kost**: Tilskynd til indtagelse af frugt og grøntsager og reduktion af forarbejdede fødevarer.
- Vandsikkerhed :
  - **Lær at** svømme: Tilbyd svømmeundervisning for alle aldre.
  - **Sikkerhedsudstyr**: Brug redningsveste og vær forsigtig i nærheden af dybt eller strømmende vand.

- Udsættelse for sol :
  - **Solbeskyttelse**: Oplys folk om brugen af solcreme, behovet for at bære beskyttende hatte og tøj og de timer, hvor man skal undgå at blive eksponeret for solen.
  - **UV-farer**: Øg bevidstheden om risikoen for hudkræft og grå stær.
- Brug af medicin :
  - **Overholdelse af recepter**: Informer folk om vigtigheden af at følge medicinske anbefalinger og ikke dele medicin.
  - **Sikker opbevaring**: Gør opmærksom på vigtigheden af at opbevare medicin utilgængeligt for børn.
- Forebyggelse af infektioner :
  - **Håndhygiejne**: Oplys folk om, hvor vigtigt det er at vaske hænder regelmæssigt.
  - **Vaccination**: Øg bevidstheden om vigtigheden af vacciner for at forebygge visse alvorlige sygdomme.
- Digital sikkerhed :
  - **Databeskyttelse**: Oplys folk om farerne ved onlinesvindel og behovet for at beskytte deres personlige oplysninger.
  - **Ansvarlig brug**: Øg bevidstheden, især blandt unge mennesker, om farerne ved cybermobning.
- Forebyggelse af bid og stik:
  - **Kæledyr**: Oplys folk om, hvor vigtigt det er ikke at forstyrre dyr, mens de spiser eller sover.
  - **Insekter og parasitter**: Brug afskrækningsmidler og passende tøj til at beskytte mod flåter og myg.

Ved at øge offentlighedens bevidsthed om disse almindelige farer, kan vi håbe på at reducere antallet af ulykker, sygdomme og dødsfald betydeligt. Uddannelse er det første skridt mod et sikrere og sundere samfund.

Samarbejde med lokalsamfund til forebyggende initiativer

En af nøglerne til vellykket forebyggelse er samarbejde mellem sundhedspersonale og lokalsamfundene selv. At arbejde hånd i hånd med lokalsamfundene betyder, at forebyggelsesbudskaberne kan tilpasses virkeligheden og de specifikke behov i hvert enkelt lokalsamfund. Her er en oversigt over, hvad et sådant samarbejde kan indebære:

1. Forståelse af fællesskabet :
Det er vigtigt at kende de demografiske forhold, skikke, overbevisninger og adfærd, der er specifikke for hvert samfund. Organisering af møder, interviews og diskussionsgrupper kan hjælpe med at identificere disse elementer.

2. Identifikation af ledere i lokalsamfundet:
Alle lokalsamfund har naturlige eller officielle ledere, som spiller en vigtig rolle i at mobilisere medlemmerne. Det kan være religiøse ledere, lærere, lokale byrådsmedlemmer eller andre indflydelsesrige personer.

3. Oprettelse af lokale partnerskaber:
Samarbejde med lokale organisationer, skoler, virksomheder, foreninger og religiøse grupper er afgørende for maksimal effekt. Disse partnere kan bidrage med ressourcer, frivillige og kommunikationskanaler.

4. Udformning af tilpassede programmer :
Forebyggelsesprogrammer skal skræddersys til de specifikke behov i lokalsamfundet. Hvis et lokalsamfund f.eks. er særligt ramt af diabetes, kan et

forebyggelsesprogram fokusere på ernæring og fysisk aktivitet.

5. Organisering af workshops og træningskurser:
Disse sessioner kan dække en række forskellige emner, fra HLR (hjerte-lunge-redning) til trafiksikkerhed og forebyggelse af smitsomme sygdomme.

6. Oplysningskampagner :
Brug alle tilgængelige kommunikationsmidler, fra brochurer til sociale medier, til at sprede relevant information. Det kan være særligt effektivt at inddrage unge i skabelsen af indhold, såsom videoer eller plakater.

7. Evaluering og feedback :
Når initiativerne er blevet implementeret, er det vigtigt at måle deres effektivitet. Det kan gøres gennem undersøgelser, interviews eller observationer. Feedback fra lokalsamfundets medlemmer er afgørende for at justere og forbedre programmerne.

8. Fejring af succes :
At anerkende og fejre fremskridt styrker sammenholdet i lokalsamfundet og opmuntrer til fortsat indsats. Det kan gøres gennem ceremonier, priser eller fællesdage.

9. Sikring af bæredygtighed:
For at et initiativ skal være bæredygtigt, er det vigtigt at inddrage lokalsamfundet i dets ledelse og finansiering. Det styrker følelsen af ejerskab og sikrer, at programmet vil fortsætte, selv uden indblanding udefra.

I sidste ende handler samarbejde med lokalsamfund om forebyggelsesinitiativer ikke kun om at udbrede information. Det handler om at skabe solide partnerskaber, lytte og reagere på de specifikke behov i hvert lokalsamfund. Det er en langsigtet investering, der, når det gøres godt, kan føre til betydelige forbedringer i sundhed og trivsel.

Kapitel 13

FYSISK VELBEFINDENDE OG ERGONOMI PÅ ARBEJDSPLADSEN

Fysiske risici
Fra arbejde til nødsituation

Akutafdelingen er et særligt krævende miljø for krop og sind. Sygeplejerskerne og det medicinske personale, der arbejder der, konfronteres med en række fysiske risici, der opstår på grund af selve deres arbejde. Lad os se nærmere på de aspekter, der er forbundet med dette særlige professionelle miljø.

1. Eksponering for smitsomme sygdomme: Akutafdelinger ser dagligt patienter med en række forskellige tilstande, herunder overførbare infektioner. Medarbejderne kan blive udsat for vira som HIV, hepatitis B og C, tuberkulose, influenza og på det seneste vira som COVID-19.

2. Muskuloskeletale skader: Gentagne bevægelser, såsom at løfte eller flytte patienter, kan føre til overbelastning og skader. Sygeplejersker kan lide af rygsmerter, seneskedehindebetændelse eller andre lidelser relateret til regelmæssig håndtering af patienter eller udstyr.

3. Snitsår og nålestik: Skarpe instrumenter, nåle og andet medicinsk udstyr udgør en risiko for skader. En utilsigtet punktering kan føre til overførsel af smitsomme sygdomme.

4. Kemiske farer: Medicin, desinfektionsmidler og andre kemikalier, der bruges på akutafdelingen, kan være giftige, hvis de kommer i direkte kontakt med patienten eller indåndes.

5. Eksponering for stråling: Selvom radiologiske undersøgelser rutinemæssigt udføres i andre dele af hospitalet, kan akutpersonalet ved et uheld blive eksponeret, især hvis de er til stede under nødprocedurer, der kræver røntgenstråler.

6. **Fysisk aggression**: Desværre kan akutafdelinger nogle gange være skueplads for vold. Patienter, der er påvirket af stoffer eller alkohol, eller som er ekstremt stressede eller ængstelige, kan blive aggressive.

7. **Fysisk træthed**: Lange arbejdstider, nattevagter og det ubarmhjertige arbejdstempo kan føre til ekstrem fysisk træthed, hvilket øger risikoen for medicinske fejl og personskader.

8. **Miljømæssige risici**: Våde eller forurenede gulve, elektriske kabler og rodede rum kan alle udgøre en risiko for fald eller ulykker for personalet.

Hver af de ovennævnte risici kræver specifikke forebyggende foranstaltninger, hvad enten det er gennem uddannelse, personlige værnemidler, interventionsprotokoller eller løbende bevidstgørelse. Det er bydende nødvendigt, at hospitaler og beredskabstjenester anerkender disse risici og gør alt for at beskytte deres personale, da deres sikkerhed er uløseligt forbundet med kvaliteten af den pleje, de yder.

Ergonomisk rådgivning til sygepleje

Ergonomi, studiet af arbejdsmiljøets effektivitet og sikkerhed, er af afgørende betydning i sygeplejen. Med fysisk krævende opgaver, behov for gentagne bevægelser og tidspres bliver ergonomi afgørende for at forebygge skader og sikre optimal komfort under arbejdet. Her er nogle ergonomiske tips til sygeplejersker:

1. Brug en god kropsmekanik:
   - Når du løfter eller flytter en patient, skal du holde ryggen ret, bøje knæene og bruge benenes styrke frem for ryggens.

- Undgå at bøje eller strække dig unødigt; gå i stedet tættere på det, du har brug for.

2. Egnet udstyr :
   - Brug løftehjælpemidler, såsom sejl eller justerbare senge, til at hjælpe med at flytte patienter.
   - Sørg for, at stole og arbejdsstationer er i den rigtige højde, så du undgår akavede arbejdsstillinger.

3. Brud og udstrækning :
   - Hold jævnligt korte pauser, hvor du strækker ud og bevæger dig, især hvis du sidder i den samme stilling i lang tid.
   - Regelmæssig udstrækning af arme, ben, nakke og ryg kan hjælpe med at forebygge spændinger.

4. Tilpasning til miljøet :
   - Fjern forhindringer fra jorden for at mindske risikoen for at snuble.
   - Placer regelmæssigt tunge eller ofte brugte genstande i en højde mellem hofte og bryst for at undgå at bukke eller strække sig.

5. Egnet fodtøj :
   - Brug behagelige, velsiddende sko med god støtte for at reducere træthed og risikoen for at falde.

6. Uddannelse og bevidstgørelse:
   - Deltag i ergonomikurser, der er designet specielt til sygeplejersker.
   - Hold dig opdateret med den seneste forskning og anbefalinger om ergonomi i den medicinske sektor.

7. Ergonomisk udstyr:
   - Brug vogne, borde og andet udstyr, der er designet til at reducere fysisk belastning.
   - Tænk på ergonomiske tastaturer eller mus, hvis du bruger meget tid foran en computer.

8. Tilpasning af arbejdstempo :
   - Hvis det er muligt, så skift tunge opgaver ud med lettere, så din krop kan restituere.
   - Vær opmærksom på dine egne grænser, og vær ikke bange for at bede om hjælp, når du har brug for det.

9. Deling af erfaringer:
   - Diskuter ergonomiske udfordringer og løsninger med dine kolleger for at dele viden.
   - Del de tips, der virker for dig, og lær af andres erfaringer.

Ergonomi er ikke kun et spørgsmål om komfort, men en reel nødvendighed for at sikre sygeplejerskernes sikkerhed og velbefindende. Ved at følge disse råd og lytte til deres krop kan sygeplejersker reducere risikoen for skader og få en længere og mere tilfredsstillende karriere.

Opretholdelse af et godt fysisk helbred på lang sigt

Fysisk sundhed er hjørnestenen i et afbalanceret liv, der leves fuldt ud. At bevare det er afgørende for vores evne til at nyde livet, opfylde vores forpligtelser og overvinde udfordringer. Nøglen ligger i en proaktiv, løbende og integreret tilgang. Her er et par tips til at sikre et godt fysisk helbred på lang sigt:

1. Spis en afbalanceret kost:
   - Spis en kost, der er rig på frugt, grøntsager, fuldkorn, magre proteiner og kilder til sunde fedtstoffer.
   - Undgå overforbrug af sukker, mættet fedt og salt.

2. Træn regelmæssigt:
   - Find en aktivitet, du kan lide, hvad enten det er gåture, svømning, dans, yoga eller en hvilken som helst anden sport.

- Sigt efter mindst 150 minutters moderat aktivitet om ugen.

3. Bevar din søvn :
   - Prøv at få 7 til 9 timers søvn om natten.
   - Indfør en fast rutine for at stå op og gå i seng, også i weekenden.

4. Håndter stress:
   - Identificer kilderne til stress i dit liv, og find måder at reducere eller eliminere dem på.
   - Øv dig i meditation, dyb vejrtrækning eller andre afslapningsteknikker.

5. Undgå risikabel adfærd:
   - Undgå alkoholmisbrug, rygning og stoffer.
   - Kør forsigtigt, og brug altid sikkerhedssele.

6. Gå regelmæssigt til kontrol:
   - Gå regelmæssigt til kontrol og forebyggende undersøgelser hos din læge.
   - Ignorer ikke usædvanlige tegn eller symptomer.

7. Pas på din mentale sundhed:
   - Mental sundhed har en stærk indflydelse på fysisk sundhed. Tal om dine følelser, og tøv ikke med at søge professionel hjælp, hvis det er nødvendigt.

8. Hold dig hydreret:
   - Drik mindst 2 liter vand om dagen, mere hvis du er aktiv, eller det er varmt.

9. Begræns eksponeringen for giftstoffer:
   - Reducer brugen af kemikalier i dit hjem.
   - Undgå at indånde luftforurenende stoffer, hvad enten det er passiv rygning eller industriforurening.

10. Oprethold dit sociale liv:
 - Et tilfredsstillende socialt liv er forbundet med et bedre fysisk helbred. Omgiv dig med positive mennesker, og vær aktiv i dit lokalsamfund.

Ved at indføre disse sunde vaner skaber du en solid ramme for et langt liv fuld af vitalitet og velvære. Husk, at det er lettere at bevare et godt helbred end at komme sig efter sygdom eller skade. Din krop er dit dyrebareste eje; behandl den med den respekt og omsorg, den fortjener.

Kapitel 14

JURIDISKE ASPEKTER OG ANSVAR

Forståelse af juridisk ansvar som sygeplejerske

Rollen som sygeplejerske indebærer ikke kun medicinsk ekspertise og medfølelse for patienternes velbefindende, men også et grundigt kendskab til deres juridiske ansvar. Dette ansvar garanterer patientsikkerheden, kvaliteten af den pleje, der ydes, og beskyttelsen af alle de involveredes rettigheder. Her er en oversigt over de vigtigste aspekter af sygeplejerskers juridiske ansvar.

1. Omsorgspligt :
   - Som sygeplejerske har du en professionel pligt til at yde kompetent og passende pleje til patienterne. Det indebærer at følge medicinske protokoller, kliniske retningslinjer og fagets etiske standarder.

2. Informeret samtykke :
   - Patienter har ret til at kende og forstå de behandlinger, der foreslås dem, samt de potentielle risici, der er forbundet med dem. Sygeplejersker skal sikre, at patienterne har givet deres informerede samtykke forud for enhver medicinsk procedure.

3. Fortrolighed :
   - Sygeplejersker er forpligtede til at beskytte fortroligheden af deres patienters medicinske oplysninger. Videregivelse af oplysninger uden passende samtykke, undtagen under ekstraordinære omstændigheder, der er foreskrevet ved lov, kan resultere i juridiske konsekvenser.

4. Forsømmelse :
   - Hvis en sygeplejerske svigter sin omsorgspligt og forårsager skade på patienten, kan hun holdes ansvarlig for uagtsomhed. Det kan have alvorlige konsekvenser, både fagligt og juridisk.

5. Administration af medicin :
 - Forkert administration af medicin eller manglende overvågning af bivirkninger kan få juridiske konsekvenser. Sygeplejersker skal nøje følge medicinske retningslinjer og etablerede protokoller.

6. Præcis dokumentation:
 - Patientjournaler spiller en afgørende rolle i behandlingen. Forkert eller ufuldstændig dokumentation kan ikke kun påvirke kvaliteten af plejen, men kan også føre til juridisk ansvar.

7. Kendskab til love og regler:
 - Sygeplejersker skal være opmærksomme på de lokale, regionale og nationale love og regler, der gælder for deres profession. Dette omfatter viden om retningslinjer for patientrettigheder, pleje ved livets afslutning, misbrug osv.

8. Forsvar af patientrettigheder :
 - Sygeplejersker har pligt til at forsvare og beskytte deres patienters rettigheder, især med hensyn til værdighed, autonomi og fortrolighed.

9. Rapportering af hændelser:
 - Hvis der opstår en hændelse eller uregelmæssighed, er sygeplejersken ofte forpligtet til at rapportere det til ledelsen eller de relevante myndigheder, afhængigt af jurisdiktionen.

10. Vedligeholdelse af kompetence:
 - Loven kræver generelt, at sygeplejersker videreuddanner sig gennem hele deres karriere for at sikre, at deres færdigheder og viden er opdateret.

At forstå og respektere dette juridiske ansvar er afgørende, ikke kun for patienternes sikkerhed og velbefindende, men også for at beskytte sygeplejerskerne selv. I en medicinsk verden i konstant forandring er det bydende nødvendigt at holde sig ajour med lovgivningsmæssige og etiske ændringer for at kunne yde den bedst mulige pleje.

Medicinsk dokumentation: betydning og god praksis

Medicinsk dokumentation er kernen i plejeprocessen. Den giver et klart billede af patientens sygehistorie og er med til at sikre kontinuitet og kvalitet i plejen. Omhyggelig, komplet og præcis dokumentation er afgørende, ikke kun for at beskytte patienterne, men også for at beskytte sundhedspersonalet mod potentielt juridisk ansvar. Lad os tage et kig på vigtigheden af medicinsk dokumentation og de bedste fremgangsmåder.

Vigtigheden af medicinsk dokumentation :
- **Kontinuitet i plejen**: Medicinsk dokumentation gør det muligt for alt sundhedspersonale hurtigt og præcist at forstå en patients sygehistorie, aktuelle behandlinger og eventuelle allergier eller kontraindikationer.
- **Kommunikation**: Det letter kommunikationen mellem de forskellige involverede sundhedspersoner, såsom læger, sygeplejersker, farmaceuter og andre specialister.
- **Kliniske beslutninger**: At have adgang til komplette journaler hjælper sundhedspersonalet med at træffe informerede beslutninger og undgå potentielle fejl.
- **Juridisk beskyttelse**: I tilfælde af en tvist fungerer den medicinske dokumentation som et objektivt bevis på patientbehandlingen.
- **Forskning og uddannelse**: Medicinske journaler er vigtige ressourcer for klinisk forskning, så vi hele tiden kan forbedre den pleje, vi yder.

God praksis i medicinsk dokumentation :
- **Nøjagtighed**: Sørg for, at du indtaster alle oplysninger nøjagtigt uden at udelade vigtige detaljer.
- **Fuldstændighed**: Lad ikke nogen felter være tomme. Hvis nogen oplysninger er ukendte eller ikke gælder, skal du tydeligt notere det.
- **Læselighed**: Uanset om det er håndskrevet eller digitalt, skal du sørge for, at dokumentationen er læselig. Dårligt læste oplysninger kan føre til medicinske fejl.
- **Objektivitet**: Optag kun fakta og undgå subjektive vurderinger eller fortolkninger.
- **Opdateringer**: Sørg for, at din lægejournal regelmæssigt opdateres, især i tilfælde af ændringer i behandlingen, ændringer i symptomer eller testresultater.
- **Fortrolighed**: Lægejournaler indeholder følsomme oplysninger. Sørg for, at de opbevares sikkert, og at kun autoriserede personer har adgang til dem.
- **Underskriv og dater**: Hver post i journalen skal underskrives og dateres for at sikre, at oplysningerne kan spores.
- **Brug passende medicinsk terminologi**: Det sikrer, at informationen er præcis og klar.
- **Rettelse af fejl**: Hvis der er begået en fejl, må du aldrig viske ud eller bruge et retteapparat. Tegn en enkelt streg gennem fejlen, skriv rettelsen ved siden af, og underskriv og dater ændringen.
- **Opbevaring**: Opbevar journaler, så længe det kræves i henhold til lokale love og bestemmelser.

Medicinsk dokumentation er meget mere end en simpel administrativ formalitet. Den er central for den medicinske behandling og sikrer patienternes sikkerhed og velbefindende, samtidig med at den garanterer kvaliteten af behandlingen. At indføre og opretholde god dokumentationspraksis er derfor et afgørende ansvar for alt sundhedspersonale.

Håndtering af klager og tvister

Midt i travlheden og kompleksiteten i akutberedskabet bliver sygeplejersker ofte konfronteret med utilfredse patienter, familier eller endda kolleger. Disse klager og tvister kan opstå som følge af en række forskellige situationer, fra simple misforståelser til medicinske fejl. Det er vigtigt at håndtere disse hændelser godt, ikke kun for at opretholde en rolig arbejdsatmosfære, men også for at sikre patienternes tillid og sikkerhed.

Årsager til klager og tvister :
- **Uindfriede forventninger**: Patienter og deres familier kan have forventninger til ventetider, den pleje, der ydes, eller resultaterne af behandlingen.
- **Utilstrækkelig eller mangelfuld kommunikation**: En dårligt informeret patient kan føle sig utilfreds eller endda ængstelig.
- **Medicinske fejl**: Selvom de er sjældne, kan fejl have alvorlige fysiske og psykiske konsekvenser.
- **Uforudsete komplikationer**: Selv med korrekt pleje kan der opstå komplikationer, som fører til frustration og utilfredshed.

Effektiv håndtering af klager :
- **Aktiv lytning**: Tag dig tid til at lytte til klageren uden at afbryde. Lad dem udtrykke deres bekymringer eller vrede. Ofte kan det at blive hørt lette spændingen.
- **Empati**: Vis forståelse og empati for patientens eller familiens bekymringer. Et enkelt "jeg forstår, hvorfor du er ked af det" kan gøre en stor forskel.
- **Gå ikke i forsvarsposition**: Selv om du er uenig, skal du undgå at gå i forsvarsposition. Det kan gøre situationen værre.

- **Afklar**: Bed om detaljer, så du forstår problemets natur. Stil åbne spørgsmål.
- **Giv et svar**: Giv klare, ærlige og faktuelle forklaringer. Hvis der er begået en fejl, så indrøm det og sig undskyld.
- **Løs**: Hvis det er muligt, skal du foreslå løsninger eller korrigerende foranstaltninger for at løse problemerne.
- **Dokumentér**: Notér alle detaljer om klagen og det svar, der er givet. Det kan være afgørende i tilfælde af eskalering eller efterfølgende retssager.

Håndtering af formelle tvister :
- **Kontakt din nærmeste leder**: Informer altid din nærmeste leder om situationen, og følg de interne procedurer.
- **Detaljeret dokumentation**: Sørg for, at alle aspekter af plejen og klagen bliver omhyggeligt dokumenteret. Det kan bruges som bevismateriale, hvis det bliver nødvendigt.
- **Samarbejd med den juridiske afdeling**: Hvis situationen udarter sig til en retssag, skal du arbejde tæt sammen med din virksomheds juridiske afdeling for at sikre, at du er ordentligt beskyttet og rådgivet.
- **Mægling**: I nogle tilfælde kan mægling være nyttig til at løse tvister i mindelighed.

For at forhindre klager og tvister:
- **Forbedre kommunikationen**: God kommunikation med patienter og deres familier kan forhindre mange misforståelser.
- **Løbende træning**: Regelmæssig træning i interpersonelle færdigheder, medicinsk etik og kliniske protokoller kan reducere fejl og misforståelser.

Glem aldrig, at enhver klage eller tvist er en mulighed for at lære. De kan afsløre områder, der kan forbedres, hvilket fører til bedre pleje for alle patienter i fremtiden.

Kapitel 15

EFTERUDDANNELSE OG KARRIEREUDVIKLING

Uddannelse gennem hele din karriere

- Specialiseret uddannelse

Akutmedicin er et stort og komplekst område, der kræver specifik ekspertise og forberedelse. Som professionelle i frontlinjen udsættes sygeplejersker ofte for en række forskellige tilfælde, fra de mindst komplekse til de mest kritiske. Derfor er der en bred vifte af specialiserede kurser til rådighed for at forbedre deres viden og færdigheder.

1. Avanceret uddannelse i akutpleje :
   - **ALS (avanceret livsstøtte)**: Denne vigtige uddannelse fokuserer på avanceret hjerte-lunge-redning og giver sygeplejerskerne de værktøjer, de har brug for til at håndtere livstruende nødsituationer.
   - **ATLS (Advanced Trauma Life Support)**: Fokuserer på behandling af traumepatienter og tilbyder en systematisk metode til vurdering og behandling af skader.
2. Pædiatrisk træning :
   - **PALS (Pædiatrisk avanceret livshjælp)**: Dette kursus fokuserer på håndtering af livstruende nødsituationer hos børn og spædbørn.
   - **ENPC (Emergency Nursing Pediatric Course)**: Et program designet til sygeplejersker for at forbedre deres færdigheder i at vurdere og behandle børn i nødsituationer.
3. Specialiserede barselsfærdigheder :
   - **NRP (Neonatal Resuscitation Programme)**: Denne uddannelse er målrettet neonatal genoplivning og er vigtig for sygeplejersker, der arbejder på akutafdelinger med en høj grad af obstetrisk tilstedeværelse.

4. Håndtering af psykiatriske nødsituationer :
- **CPI (Institut for Kriseforebyggelse)**: Det forbereder sygeplejersker på at interagere effektivt med patienter i psykiatrisk krise og tilbyder deeskaleringsteknikker.

5. Specialisering i kardiologi :
- **ACLS (Advanced Cardiac Life Support)**: Denne avancerede træning fokuserer på genoplivning, behandling af hjertestop og andre kardiovaskulære nødsituationer.

6. Undervisning i toksikologi :
- Specifikke kurser kan træne sygeplejersker i at identificere og behandle overdoser, forgiftninger og andre giftige nødsituationer.

7. Træning i avancerede nødteknikker :
- Det omfatter færdigheder som anlæggelse af centrale venelinjer, nødintubation og brug af specifikt udstyr.

8. Management- og lederuddannelse :
- For dem, der ønsker at stige i graderne, kan uddannelse i teamledelse, lederskab eller krisestyring være en fordel.

9. Efteruddannelse og praktiske workshops :
- Medicinske innovationer og teknologiske fremskridt betyder, at viden skal opdateres regelmæssigt. Praktiske workshops og simulationer er fremragende måder at forbedre og opdatere færdigheder på.

For sygeplejersker betyder det at tage et eller flere af disse specialistkurser ikke kun, at de udvider deres færdigheder, men også at de forbedrer kvaliteten af patientplejen. I det hektiske tempo, der hersker i akutplejen, kan disse færdigheder betyde forskellen mellem liv og død og sikre, at patienter i nød får den bedst mulige pleje.

- **Yderligere kvalifikationer og eksamensbeviser**

Den hurtige og uforudsigelige verden af medicinske nødsituationer kræver, at sygeplejersker ikke kun har et solidt fundament af kliniske færdigheder, men også konstant stræber efter at udvide og opdatere deres viden. Heldigvis er der mange ekstra certificeringer og grader, der giver sygeplejersker mulighed for at specialisere sig yderligere og skille sig ud i deres erhverv.

1. Certificering i akut sygepleje (CEN) :
Denne certificering er designet specielt til akutsygeplejersker og anerkender ekspertise i patientpleje i akutte situationer. Den dækker områder som kardiologi, traumatologi, pædiatri og mange flere.

2. Certificering som praktiserende læge i intensiv pleje (CCRN) :
Selvom denne certificering primært er beregnet til intensivsygeplejersker, er den også værdifuld for dem, der arbejder på akutafdelinger, da den handler om pleje af alvorligt syge eller ustabile patienter.

3. Certificering i flysygepleje (CFRN) :
For sygeplejersker, der deltager i medicinske evakueringsmissioner med helikopter eller fly, dækker denne certificering alle aspekter af lufttransport af patienter.

4. Certificering i pædiatrisk akutsygepleje (CPEN) :
Den fokuserer specifikt på håndtering af pædiatriske patienter i en nødsituation, en vigtig færdighed på grund af de anatomiske og fysiologiske forskelle mellem voksne og børn.

5. Universitetsdiplom i smertebehandling :
Da smerter er en af de mest almindelige klager på akutafdelinger, giver denne specialiserede uddannelse sygeplejersker mulighed for at tilegne sig avancerede færdigheder i vurdering og håndtering af smerter.

6. Diplom i sårpleje og stomi:
For sygeplejersker, der ønsker at specialisere sig i behandling af sår, stomier og kontinens.

7. Certificering i sagsbehandling :
Den forbereder sygeplejersker på at koordinere patientpleje på en holistisk måde, hvor der ikke kun tages hensyn til medicinske behov, men også psykosociale, økonomiske og samfundsmæssige behov.

8. Universitetsdiplom i akut psykiatri:
Håndtering af patienter i psykiatrisk krise er et afgørende aspekt af akut behandling, og dette kursus giver specialiserede værktøjer til effektiv intervention.

9. Certificeringer i klinisk forskning :
For sygeplejersker, der er interesserede i forskningsområdet, giver disse certificeringer træning i forskningsmetodologier, etik og andre aspekter af udførelsen af kliniske studier.

10. Uddannelse i ledelse og management :
Programmer, der forbereder sygeplejersker til lederroller, hvad enten det er som supervisorer, ledere eller undervisere.

Ved at investere i disse yderligere certificeringer og eksamensbeviser forbedrer sygeplejerskerne ikke kun deres egne færdigheder, men bidrager også til at hæve standarden for pleje i akutafdelingen. Disse kvalifikationer demonstrerer en forpligtelse til professionel ekspertise og garanterer optimal pleje af patienter i nødsituationer.

Karriereudsigter

- **At blive oversygeplejerske**
At blive oversygeplejerske i akutafdelingen er en naturlig udvikling for mange erfarne sygeplejersker, der markerer overgangen fra direkte pleje til en position med lederskab og styring. Chefsygeplejersken spiller en afgørende rolle i koordineringen af plejen, styringen af ressourcerne og den strategiske ledelse af akutafdelingen. Det er en krævende rolle, men også en utrolig givende rolle.

Vejen til lederskab :
Rejsen til rollen som oversygeplejerske begynder som regel i felten. Årene med direkte patientpleje giver en indgående forståelse af afdelingens udfordringer og behov. Denne erfaring er afgørende for at kunne træffe kvalificerede beslutninger som leder.

Krævede færdigheder og kvaliteter:
Ud over kliniske færdigheder skal en sygeplejerskeleder have ledelses-, kommunikations- og lederevner. Evnen til at lede teams, løse konflikter, planlægge strategisk og sikre flydende kommunikation er afgørende.

Ansvarsområder:
En oversygeplejerske fører generelt tilsyn med alt plejepersonalet i afdelingen, administrerer vagtplaner, koordinerer løbende uddannelse, fungerer som bindeled mellem plejepersonalet og hospitalsledelsen og spiller en aktiv rolle i strategiske og budgetmæssige beslutninger.

Træning og uddannelse :
Selvom klinisk erfaring er grundlæggende, anbefales det ofte, at man tager en supplerende uddannelse i ledelse eller administration. Mange ledende sygeplejersker tager en mastergrad i sygeplejeadministration eller sundhedsledelse for at finpudse deres lederevner.

Udfordringer og belønninger :
Selvom rollen som oversygeplejerske kan være stressende med presset fra beslutningstagning og ansvaret for en hel afdeling, er den også ekstremt givende. At skabe en positiv kultur, fremme fremragende pleje og se sit team blomstre er alle givende aspekter af jobbet.

Fremtiden for rollen :
Med den konstante udvikling i den medicinske verden er oversygeplejerskens rolle bestemt til at udvikle sig. Teknologi, medicinske innovationer og ændringer i ledelsen af sundhedsvæsenet vil kræve løbende tilpasning og uddannelse.

At blive oversygeplejerske er et ambitiøst mål, men for dem, der er klar til udfordringen, er det en mulighed for at gøre en reel forskel for kvaliteten af den pleje, der leveres på akutafdelinger, og for deres sygeplejekollegers liv.

- **Mulige specialiseringer**

Sygeplejens verden er stor, og akutmedicin er blot et af de mange specialer, en sygeplejerske kan specialisere sig i. Mens akutafdelingen tilbyder en solid og alsidig uddannelse, er der andre områder, hvor sygeplejersker kan finpudse deres færdigheder og udvikle særlig ekspertise. Her er en oversigt over mulige specialiseringer efter erfaring i akutafdelingen:

1. Intensiv pleje:
Sygeplejersker med speciale i intensiv pleje tager sig af alvorligt syge eller ustabile patienter, som kræver konstant overvågning. Denne rolle kræver en dyb forståelse af menneskets fysiologi og en beherskelse af avanceret medicinsk udstyr.

2. Kardiologi :
Sygeplejersker med speciale i kardiologi tager sig af patienter, der lider af hjertesygdomme. De kan arbejde på koronarafdelinger, kateteriseringslaboratorier eller specialklinikker.

3. Pædiatri :
Pædiatriske sygeplejersker specialiserer sig i pleje af børn fra fødslen til ungdomsårene. De skal forstå de særlige forhold, der gør sig gældende for denne befolkningsgruppes udvikling og vækst.

4. Obstetrik og gynækologi :
Her fokuserer sygeplejerskerne på kvinders reproduktive sundhed, graviditet, fødsel og pleje efter fødslen.

5. Psykiatri :
Inden for dette felt arbejder sygeplejersker med patienter, der lider af psykiske lidelser eller afhængighed, på hospitaler eller ambulant.

6. Onkologi :
Onkologiske sygeplejersker er specialiserede i pleje af kræftpatienter, herunder administration af kemoterapi og symptombehandling.

7. Traumatologi :
Dette speciale fokuserer på pleje af patienter, der har været udsat for større traumer, hvad enten de er utilsigtede eller forsætlige.

8. Geriatri :
Geriatriske sygeplejersker fokuserer på pleje af ældre og tager højde for de unikke aspekter ved aldring.

9. Klinisk forskning :
Forskningssygeplejersker designer og gennemfører kliniske studier for at teste nye medicinske interventioner.

10. Uddannelse :
Sygeplejerskeundervisere underviser kommende sundhedspersonale, hvad enten det er på sygeplejeskoler, hospitaler eller universiteter.

11. Ledelse :
Nogle sygeplejersker vælger at gå ind i lederstillinger, hvor de fører tilsyn med teams, enheder eller endda hele institutioner.

12. Sundhed i samfundet :
Disse sygeplejersker arbejder uden for hospitaler, på lokale klinikker, skoler eller i hjemmet med fokus på forebyggelse og uddannelse.

Hver specialisering har sine egne udfordringer og belønninger, men alle gør sygeplejersker i stand til at yde et væsentligt bidrag til patienternes sundhed og velvære. Det er ofte tilrådeligt at tage en specifik uddannelse og certificering inden for hvert af disse specialer for at sikre en kompetent og opdateret praksis.

Kapitel 16

NOGLE EKSEMPLER PÅ UDTALELSER OG ANEKDOTER FRA FELTEN

Uforglemmelige dage:
Fortællinger om ekstreme situationer

Livet på en akutafdeling er uforudsigeligt. Hver dag bringer sin andel af udfordringer, følelser og øjeblikke, der efterlader et varigt indtryk på sygeplejerskerne. Her er et par historier, der illustrerer de mange ekstreme situationer, som sygeplejersker kan stå over for:

Den aften, hvor bussen kørte galt:
Det var en helt almindelig aften, da alarmklokken ringede. En bus fuld af elever på vej hjem fra en skoletur havde været involveret i en alvorlig ulykke på motorvejen. Ambulancerne strømmede til med teenagere i chok, alvorligt tilskadekomne lærere og passagerer fra andre involverede køretøjer. Beredskabsteamet mobiliserede sig som en sammentømret enhed, triagerede og behandlede patienter, tilkaldte interne og eksterne ressourcer, mens de håndterede angsten hos familier og venner, der ankom for at høre nyt. Det var en stærk påmindelse om, hvor skrøbeligt livet er, og hvor vigtigt det er med et tæt og effektivt team.

Lynoversvømmelser :
Da en voldsom oversvømmelse ramte området, blev hospitalet et tilflugtssted for mange fordrevne mennesker. Akutafdelingen blev overvældet, ikke kun af oversvømmelsesrelaterede skader, men også af patienter med kroniske lidelser, hvis behandling var blevet afbrudt af katastrofen. Sygeplejerskerne tilpassede sig og omdannede ikke-medicinske områder til plejezoner, uddelte medicin, tøj og mad og tilbød følelsesmæssig støtte til dem, der havde mistet alt.

En babys hjerteanfald :
En morgen ankom en mor i panik med sin seks måneder gamle baby i armene, blå og uden at reagere.

Sygeplejerskerne gik straks i gang med hjerte-lungeredning. Mens nogle medlemmer af teamet desperat arbejdede på at stabilisere den lille patient, støttede andre den kollapsede mor. Takket være deres hurtige indgriben blev babyen genoplivet og overført til pædiatrisk intensivafdeling. Den dag talte hvert sekund.

Knivstikkeri:
Midt på eftermiddagen ankom en blodig mand, som var blevet stukket ned under et skænderi. Mens sygeplejerskerne arbejdede på at stabilisere hans skader, måtte de også håndtere den håndgribelige spænding, da overfaldsmanden, som også var såret, var blevet bragt til den samme skadestue. Personalet var nødt til at opretholde sikkerheden og samtidig yde kvalitetspleje til alle patienter.

Disse historier illustrerer de mange forskellige og intense situationer, som akutsygeplejersker kan blive konfronteret med. Hver situation kræver ikke kun kliniske færdigheder, men også evnen til at håndtere stress, arbejde som en del af et team og vise medfølelse. Disse uforglemmelige dage opbygger karakter, minder os om vigtigheden af faget og efterlader uudslettelige minder.

Små sejre:
Øjeblikke af glæde og taknemmelighed

I den travle hverdag på en akutafdeling er hver dag en hvirvelvind af følelser. Blandt de sværeste øjeblikke er der også udbrud af glæde, øjeblikke af taknemmelighed, der varmer hjertet og minder os om, hvorfor så mange sygeplejersker vælger dette erhverv på trods af dets udfordringer. Disse små sejre er de solstråler, der trænger igennem mørket på de mørkeste dage.

Et barns glimt af håb :
En syvårig dreng havde været ude for en cykelulykke og havde fået flere brud. På trods af smerterne forsøgte han hver dag at smile og grine sammen med plejepersonalet. Det øjeblik, hvor han efter flere ugers genoptræning tog sine første tøvende skridt på gangen med hjælp fra sygeplejerskerne, står mejslet som en triumf i ansigterne på alle de tilstedeværende.

Lydløs anerkendelse :
En ældre mand med et slagtilfælde havde svært ved at kommunikere. Enhver interaktion var en prøvelse for ham. En dag, efter at en af sygeplejerskerne havde taget sig tid til at barbere og vaske ham, lagde han sin hånd på hendes og klemte den blidt, mens hans øjne skinnede af taknemmelighed, som han ikke kunne udtrykke med ord.

En helbredt patient vender tilbage:
En ung kvinde, som i en desperat handling var blevet indlagt med en alvorlig medicinforgiftning, havde tilbragt flere dage på intensivafdelingen. Sygeplejerskerne skiftedes til at sidde ved hendes seng og støtte hende i hendes mest sårbare øjeblikke. Måneder senere vendte hun strålende tilbage for at takke teamet og fortælle dem, at det var deres medfølelse og støtte, der havde hjulpet hende med at genvinde viljen til at leve.

Overraskende fødselsdagsfest :
Da de vidste, at en lille pige, der havde været indlagt i lang tid, skulle fejre sin fødselsdag på hospitalet, gik akutteamet sammen om at arrangere en overraskelsesfest for hende. At se hende puste lysene ud, omgivet af sygeplejersker, der sang for hende, var en påmindelse om, at bedring ikke kun måles i medicin og behandlinger, men også i fælles øjeblikke af glæde.

Disse øjeblikke af glæde og anerkendelse har, selvom de nogle gange er korte, en varig virkning. De minder sygeplejerskerne om den dybe menneskelighed i deres arbejde, skønheden i de bånd, de knytter til deres patienter, og den uvurderlige værdi af små sejre midt i kaos. I disse øjeblikke bliver akutafdelingen ikke kun et sted for fysisk helbredelse, men også for håb og menneskelig kontakt.

150

Kapitel 17

KONKLUSION: SYGEPLEJERSKEN, NØDSØJLE

Væsentlige kvaliteter Akutsygeplejersken

Akutsygeplejersker konfronteres dagligt med uventede og til tider kritiske situationer og befinder sig i krydsfeltet mellem patientens umiddelbare behov og medicinske krav. Denne stilling kræver en unik kombination af tekniske, følelsesmæssige og interpersonelle kvaliteter. I dette krævende erhverv skiller visse kvaliteter sig ud som værende af afgørende betydning.

Tilpasningsevne:
I en nødsituation er der ikke to dage, der er ens. Sygeplejersker skal konstant tilpasse sig skiftende situationer, hvad enten det er nye indlæggelser, uventede medicinske tilfælde eller større kriser. Denne evne til at udvikle sig og omstille sig hurtigt er afgørende, hvis de skal kunne reagere effektivt på patienternes behov.

Følelsesmæssig modstandsdygtighed:
I lyset af lidelse, nød og endda død skal akutsygeplejersker være følelsesmæssigt robuste. De skal kunne håndtere deres egne følelser og samtidig tilbyde støtte og medfølelse til patienter og deres familier.

Hurtig beslutningstagning:
I en kontekst, hvor hvert sekund tæller, skal akutsygeplejersker være i stand til at træffe hurtige beslutninger baseret på deres kliniske dømmekraft, uddannelse og erfaring.

Kommunikation:
Det er vigtigt at vide, hvordan man kommunikerer klart med læger, andre sygeplejersker og frem for alt med patienter og deres familier. Denne kommunikation skal både være præcis ud fra et medicinsk synspunkt og beroligende ud fra et menneskeligt synspunkt.

Holdånd:
Akutafdelingen er et miljø, hvor samarbejde er essentielt. Akutsygeplejersker skal være i stand til at arbejde i harmoni med et tværfagligt team, dele information og ansvar for patientens velbefindende.

Evnen til at lære hele tiden:
Medicin er i konstant udvikling. For at holde sig ajour med de nyeste teknikker og anbefalinger skal sygeplejersker være ivrige efter at lære, klar til at træne og tilpasse sig nye metoder og teknologier.

Organisation:
I en hektisk nødsituation er evnen til at prioritere, styre tiden og koordinere flere opgaver på samme tid altafgørende.

Empati:
Selvom det tekniske aspekt er vigtigt, er den menneskelige dimension stadig kernen i professionen. At forstå og komme i kontakt med patienterne, at føle og reagere på deres følelsesmæssige behov er en vigtig egenskab for en akutsygeplejerske.

Integritet:
I et miljø, hvor tillid er afgørende, skal sygeplejersker udvise en upåklagelig etik, der garanterer patientsikkerhed og respekt.

Tålmodighed:
Selv i en nødsituation vil der være øjeblikke med ventetid, øjeblikke, hvor sygeplejersken skal forklare, berolige eller bare være til stede. Tålmodighed er derfor et uvurderligt aktiv.

Hver af disse kvaliteter, som er blevet opdyrket og forfinet over tid, gør akutsygeplejersken til en uundværlig fagperson, en søjle, som den hurtige og effektive pleje af patienter i nød hviler på.

Vi ser ind i fremtiden: Fremtidens nødsituationer

Sundhedsverdenen er i konstant forandring, drevet af teknologiske fremskridt, videnskabelige opdagelser og sociale forandringer. Og akutmodtagelserne, som er den afgørende indgang til sundhedssystemet, er ingen undtagelse. Så hvordan kan morgendagens akutmodtagelse se ud? Lad os se nærmere på det.

Integrationen af telemedicin:
Mens telemedicin vinder frem på mange medicinske områder, kommer det til at spille en stadig større rolle på akutafdelinger. Fjernkonsultationer kan gøre det muligt hurtigt at vurdere, hvor alvorlig en situation er, henvise patienter til den rette service eller aflaste venteværelset.

Banebrydende teknologier:
Kunstig intelligens og algoritmer kan hjælpe med at prioritere patienter efter, hvor alvorlig deres tilstand er. Virtual reality-værktøjer kan bruges til løbende teamtræning eller til at simulere komplekse nødscenarier. Robotteknologi kan også spille en rolle, f.eks. ved udlevering af medicin eller hjælp til visse procedurer.

Et patientcentreret miljø:
At tage hensyn til patienternes velbefindende vil ikke kun være begrænset til deres fysiske helbredstilstand. Mere komfortable rum, bedre kommunikation, interaktive værktøjer til at informere patienter og deres familier og en holistisk tilgang til pleje er alt sammen elementer, der kan blive udbredt.

Betydningen af bæredygtig udvikling:
Det bliver afgørende at tage hensyn til miljøpåvirkningen fra beredskabstjenester. Det kan betyde optimering af ressourcer, brug af miljøvenlige materialer eller installation af vedvarende energisystemer.

Styrkede multidisciplinære teams:
Samarbejdet mellem sundhedspersonale vil blive videreudviklet, for eksempel ved at integrere specialister i mental sundhed direkte i akutafdelinger eller ved at styrke forbindelsen mellem praktiserende læger og akutafdelinger.

Tilpasset efteruddannelse:
Stillet over for en medicinsk verden i konstant forandring vil uddannelsen af akutsygeplejersker og -læger være dynamisk, bruge de nyeste teknologier og hurtigt tilpasse sig nye sundhedsproblemer.

Specialiserede akutafdelinger:
Ud over de pædiatriske og kardiologiske akutafdelinger, der allerede findes, kunne vi se fremkomsten af akutafdelinger dedikeret til specifikke patologier, der tilbyder ultra-specialiseret pleje.

Optimerede informationssystemer:
Sammenkoblede, sikre elektroniske patientjournaler vil gøre det lettere at dele information, optimere patientens behandlingsforløb og garantere bedre kontinuitet i plejen.

Selvom fremtiden er lovende, vil den også byde på en del udfordringer. Morgendagens nødtjenester bliver nødt til at være klar til udfordringen og kombinere medicinsk ekspertise med menneskelighed for bedst muligt at imødekomme patienternes behov i en verden i konstant forandring.

www.ingramcontent.com/pod-product-compliance
Lightning Source LLC
Chambersburg PA
CBHW071503220526
45472CB00003B/897